Yoga Tântrico Interior

David Frawley

Yoga Tântrico Interior

Trabalhando com a Shakti Universal: Os segredos dos mantras, das divindades e da meditação

Tradução:
MARCIA FIKER

Editora Pensamento
SÃO PAULO

Coordenação editorial: Denise de C. Rocha Delela e Roseli de S. Ferraz
Preparação de originais: Roseli de S. Ferraz e Deborah Anne Johnston
Revisão técnica: Dr. José Ruguê
Consultor técnico: João Carlos Barbosa Gonçalves
Revisão: Indiara Faria Kayo

Dados Internacionais de Catalogação na Publicação (CIP)
(Câmara Brasileira do Livro, SP, Brasil)

Frawley, David
Yoga tântrico interior : trabalhando com a shakti universal : os segredos dos mantras, das divindades e da meditação / David Frawley; tradução Marcia Fiker. – São Paulo : Pensamento, 2010.

Título original: Inner tantric yoga.
Bibliografia.
ISBN 978-85-315-1696-2

1. Budismo tântrico 2. Meditações 3. Vida espiritual 4. Yoga I. Título.

10-10493 CDD-294.34436

Índices para catálogo sistemático:
1. Yoga tântrico interior : Vida espiritual 294.34436

O primeiro número à esquerda indica a edição, ou reedição, desta obra. A primeira dezena à direita indica o ano em que esta edição, ou reedição, foi publicada.

Edição 1-2-3-4-5-6-7-8-9-10-11
Ano 10-11-12-13-14-15-16

Direitos de tradução para a língua portuguesa
adquiridos com exclusividade pela
EDITORA PENSAMENTO-CULTRIX LTDA.
Rua Dr. Mário Vicente, 368 — 04270-000 — São Paulo, SP
Fone: 2066-9000 — Fax: 2066-9008
E-mail: pensamento@cultrix.com.br
http://www.pensamento-cultrix.com.br
que se reserva a propriedade literária desta tradução.
Foi feito o depósito legal.

Sumário

Prefácio

O Yoga adentrou de tal maneira a cultura ocidental moderna que a maioria de nós acredita que já sabe tudo o que o tema oferece. Afinal, as aulas de Hatha Yoga são oferecidas em todas as academias e as técnicas de redução do stress por meio do yoga são ensinadas em clínicas médicas em todo o país. Todos sabem o quanto é saudável uma dieta vegetariana e que a meditação produz uma lista longa e impressionante de benefícios psicológicos e fisiológicos. Esse compêndio é bastante admirável; além disso, o que mais haveria?

Muito, é o que parece. Na verdade, quanto mais tempo eu passo com yogis e yoginis da Índia, que receberam o treinamento tradicional, mais surpresa fico de saber quão pouco da autêntica tradição chegou até nós. É como se recebêssemos dos mestres de yoga pequenos bocados de ensinamentos de cada vez, apenas o que nós, educados em uma cultura bem mais materialista, somos capazes de assimilar. Somente depois de termos tido a oportunidade de digerir esses ensinamentos, é que as técnicas e descobertas mais avançadas nos serão reveladas.

Em retrospecto, vemos sem dificuldade que o yoga expandiu-se na cultura ocidental em ondas. Em 1893, o Swami Vivekananda apresentou, pela primeira vez, os quatro grandes caminhos aos americanos e europeus: o Raja Yoga (exercícios físicos e mentais), o Jnana Yoga (a busca intelectual pela experiência espiritual), o Bhakti Yoga (devoção) e o Karma Yoga (o yoga prático da atividade diária iluminada). Na década de 1930, Paramahamsa Yogananda iniciou os estudantes ocidentais no Kriya Yoga, que enfocava as experiências internas sutis envolvendo o despertar gradual da kundalini. Mas foi no final da década de 1960 que o yoga saltou das margens da cultura americana para a corrente do pensamento predominante quando, graças aos iniciados como Maharishi Mahesh Yogi e Swami Rama, as alegações acerca dos efeitos físicos espantosos do yoga foram finalmente validadas por pesquisas científicas. Então, no final da década de 1980, as yoginis da Índia (mulheres praticantes) começaram a deixar sua marca aqui, geralmente ressaltando o valor espiritual do serviço social.

Mas qual é a próxima onda? Elementos importantes da tradição do yoga – elementos considerados absolutamente essenciais pela maioria dos praticantes da Índia – permanecem praticamente desconhecidos no Ocidente. É irônico que nem sempre tenha sido assim. Os historiadores das tradições religiosas ocidentais mostraram que alguns desses elementos eram conhecidos pelos antigos gregos e romanos, e eram até mesmo adotados por muitos dos primeiros cristãos. De modo trágico, durante a Idade Média, grande parte da tradição espiritual desapareceu na Europa. Entretanto, a longa e perdida "sabedoria dos antigos" foi preservada na Índia e nos conclama a recuperá-la. Será que estamos prontos para dimensões ainda mais profundas e poderosas da prática do yoga?

O que motiva a maioria de nós a entrar em contato com o yoga não é a iluminação, mas o desejo de sermos saudáveis. Estamos muito ocupados lidando com o mundo à nossa volta; não desejamos dedicar várias horas por dia à esfera interior, já que temos desafios suficientes enfrentando o mundo externo. O que queremos é apenas aprender algumas posturas de yoga e talvez algumas dicas sobre o preparo de refeições mais saudáveis. Mas o yoga abre as portas para a experiência interior, quer optemos por isso com consciência ou não. Depois de uma hora de posturas e respiração de hatha yoga, nós nos sentimos fantásticos. Nós conhecemos um nível de clareza e tranquilidade, de foco e bem-estar, raras vezes sentido anteriormente. Começamos a conhecer a nós mesmos de um modo bem diferente, vivenciando uma *alma* calma, brilhante e criativa no lugar de uma *mente* inquieta, preocupada, com uma insatisfação crônica. A prática do yoga nos levou além do nosso corpo e dos processos mentais e nos introduziu ao *espírito.*

É nesse ponto que muitos alunos começam a explorar a filosofia do yoga e se inscrevem em aulas de meditação. Aprendemos todo um vocabulário novo para estados internos surpreendentes, para os quais nem existem palavras na língua inglesa, mas que os textos de yoga descrevem com minúcias. Tornamo-nos dispostos a ter a experiência própria desses estados extraordinários. A "Iluminação" deixa de ser uma abstração para nós e se torna um objetivo real.

No entanto, para muitos estudantes de yoga, algo dá errado. Quando viajo pelos Estados Unidos e visito diferentes centros de yoga, os alunos relatam um problema comum: eles se queixam de que sua prática de meditação acaba se tornando tão sem vida, que é difícil mantê-la. Eles foram ensinados a sentar de maneira mecânica, contando seus mantras como se fossem contadores espirituais, ou a trabalhar com sua postura e respiração como se o yoga não passasse de uma maneira inteligente de manipular o sistema nervoso. Não é de admirar que sintam tédio e falta de inspiração!

Já é hora de uma nova onda de sabedoria yogue chegar às nossas praias. Existem tantas coisas que os mestres têm para compartilhar; se estivermos prontos para esse conhecimento, ele nos arrebatará dos pontos estagnados da nossa prática para uma experiência vasta e expansiva de espiritualidade. Esse é o aspecto da ciência do yoga que nos ajuda a atravessar a barreira das nossas preocupações autocentradas, abrindo a nossa meditação para as forças universais que fluem à nossa volta e por meio de nós. Esse é o conhecimento que os iniciados na Índia usam para elevar e expandir a sua prática pessoal, para *conectar-se* com o universo vivo de um modo que estimula a sua vida espiritual. O segredo – amplamente conhecido em toda a Índia, mas praticamente sem referências no Ocidente – é o *Devata,* as divindades interiores ou poderes cósmicos do yoga.

No livro que você tem agora em suas mãos, o dr. David Frawley irá apresentá-lo aos *Devatas* que se localizam no âmago da prática yogue tradicional. (Devemos ter consciência de que os Devatas eram também reconhecidos por mestres espirituais como Sócrates, Iâmblico e Proclo no Ocidente séculos atrás.) Os Devatas são a inteligência viva na natureza, centelhas de espíritos que guiam e iluminam, seres divinos que chamamos de "anjos" no Ocidente, sem realmente compreender o que são. Essas são as forças que dão vida aos mantras, yantras e mandalas, que ativam nossos poderes intuitivos e nos ajudam e protegem no estado após a morte.

Em todos os meus anos de estudo da tradição sagrada da Índia, eu nunca encontrei um yogi ou yogini que não estivesse envolvido de maneira ativa com essas poderosas energias internas. Elas nos unem às inúmeras *Shaktis* ou poderes que governam os mundos físico e sutil. Elas servem como pontes para campos mais elevados da consciência.

Em um sentido, os Devatas são todos os poderes ocultos da nossa própria mente superconsciente. Em outro sentido, eles são entidades independentes que operam fora de nós. Na verdade, eles estão enraizados em um espaço transcendente no qual as distinções "interno" e "externo" não têm mais nenhuma relevância. Para os praticantes da Índia, eles são a essência da vida espiritual.

Durante milhares de anos, a incorporação dos Devatas na prática espiritual tornou a disciplina de interiorização um prazer, transformando a meditação de um trabalho penoso em uma veneração sincera. A meditação se torna viva quando Shakti, o poder da consciência, é ativado. Esse é o nível seguinte da prática para estudantes sérios do yoga, e todo um novo domínio de experiência espiritual para intrépidos exploradores do mundo interior.

Sinto-me profundamente grata ao dr. David Frawley por ter iniciado a tarefa complexa de apresentar essas forças aos estudantes do Ocidente. Durante décadas ele tem compartilhado a sabedoria do Oriente com os estudantes do Ocidente, numa linguagem que todos nós podemos compreender. Dos especialistas e praticantes da tradição yogue nascidos no Ocidente, ele é um dos mais respeitados na própria Índia. O dr. Frawley é o professor perfeito para nos instruir no Yoga Tântrico Interior, partilhando os segredos preciosos que conduzem a uma vida espiritual mais plena e rica.

Linda Johnsen
Sonoma, Califórnia

Prefácio à Edição Brasileira

Apresentar o dr. David Frawley (Pandit Vamadeva Shastri) aos leitores de língua portuguesa é uma tarefa praticamente desnecessária. Certamente, ele é o ocidental mais respeitado e ouvido em todos os meios que estudam e praticam a cultura védica. Altamente versado em astrologia védica, ayurveda, yoga, nos vários *darshanas* da filosofia védica, vedanta, enfim, em todos os ramos do *Sanátana Dharma*, ele se destaca, do meu ponto de vista, convivendo com ele por vários anos, por dois fatos: primeiro, a capacidade de conhecer a cultura védica "por dentro", ou seja, como praticante, como sadhaka e não somente como um literato ou acadêmico. Neste campo do conhecimento, a maior parte da essência fica reservada aos que praticam, porque depende de uma vivência pessoal, uma experiência que liberta a *Shakti* interna e torna o conhecimento "vivo". Essa é a principal razão da cultura védica ter se mantido tão presente, tão cheia de vida ao longo de milênios, enquanto outras culturas se transformaram em ruínas e museus. A segunda razão é sua capacidade sintética e de garimpar, com seu discernimento extraordinário, alicerçado pelo estudo acurado dos textos védicos, muitos deles no original em sânscrito, o essencial e eterno em meio aos dharmas transitórios aplicáveis a um povo ou momento da história e das alegorias. Há um mito védico da ave Hamsa ou cisne, que é capaz de separar o leite da água quando misturados e se alimentar do leite. Baseado neste símbolo há um grupo de Sábios chamados Hamsa Yoguis, que são Seres capazes de separar o conhecimento eterno, aplicável universalmente, do conhecimento transitório, aplicável localmente e momentaneamente. Esses dois tipos de conhecimento se encontram mesclados nos textos sagrados e os Hamsa Yoguis discernem o eterno e os ensinam aos discípulos para conduzi-los à evolução. É dito que essa capacidade de discernimento vem do néctar de fluir dos pés de lótus da Devi, a Shakti, a Mãe Divina e, certamente, David Frawley se nutre nessa fonte.

Por essas razões, coroadas ainda pela grande humildade e ausência de "estrelismo" que caracteriza Frawley em contraste com outros que, tendo muito menos conteúdo, querem luzir de forma extravagante, é que temos nos esforçado para trazê-lo ao Brasil anualmente e tido a honra de realizar com ele várias atividades conectadas ao Sanátana Dharma no Brasil e no exterior.

Neste contexto, não haveria melhor presente às pessoas que se interessam por conhecer seriamente o tão comentado e tão pouco conhecido Tantra, um extraordinário ponto de vista sobre as relações entre Deus, o ser humano e o universo, além de um conjunto maravilhoso de ferramentas para a evolução e a busca dos objetivos essenciais de nossa existência, desde que apropriadamente utilizadas, do que proporcionar o acesso a este livro: *Yoga Tântrico Interior*.

É interessante ver como Vamadeva (Frawley) destacou o aspecto interior, de autorrealização do Tantra, agregando o nome Interior à palavra Tantra e dando-lhe o caráter de sistema de autorrealização associando a palavra Yoga. Assim, *Yoga Tântrico Interior* se diferencia do Tantra externo, um conjunto de práticas sexuais e sensoriais que tem distraído a mente, o corpo e a energia vital de muitos, principalmente no Ocidente.

Por desconhecimento, muitos veem alguma forma de oposição entre Vedanta e Tantra. O primeiro busca a realização do Ser: ***Tat tvam asi*** – *Tu és Aquele* – muitas vezes negando a identidade com o não eu (a matéria) – ***Aham etat na***. O segundo conecta o Ser – o Atma – ao Não Ser – Matéria, por meio da Shakti, a grande força criadora, mantenedora e transformadora do Universo. A Consciência e sua Shakti vivem em eterna união ou Yoga. A Shakti é o Ser em estado dinâmico. Eu me recordo de um mantra que executamos diariamente em nosso sadhana: *Medito em Sri Yoga Devi, o esplendor de Náráyaná, formada de pura luz. Possa ela vivificar em mim seu poder de fazer o bem nos mundos.*

Outro aspecto fundamental para o qual Frawley levanta o "véu de Ísis" neste precioso texto é o uso dos Bija Mantras, sons germinais, sementes. Quando Arjuna pergunta a Sri Krishna – **Kim Tat Brahm** – *Quem é Tat Brahm?* Sri Krishna responde: ***Aksharam Brahm Paranam*** – *Aksharam é o ParaBrahm.* Se examinarmos o significado da palavra Akshara veremos que é, ao mesmo tempo, indestrutível bem como sílaba ou palavra. Portanto, podemos dizer que o significado completo da resposta de Sri Krishna é: Tat Brahm é *a forma do som indestrutível.* Essa forma do som indestrutível é OM, que simboliza Brahm em sua totalidade – ***OM iti ekaksharam Brahm.***

Em outras palavras, o conceito védico é que todo o Universo é a expressão do som – ***Sabda Brahm*** – o universo é o absoluto expresso como sonoridade.

Portanto, o som é o único poder capaz de criar a necessária vibração para a liberação do Ser, ou Atma, que é a forma de Chit, ou consciência, envolvido pelas camadas de matéria formadas de Akasha, éter ou espaço, cuja qualidade é o som. Essa Consciência é representada por Vishnu ou Shiva, de acordo com a tradição, que é onipresente: ***Atma akasha dehasyat chitrupaha vishnuravyaha.***

Por essa razão, os Grandes Sábios, os protetores da humanidade, revelam os sons sementes – Bijaksharas – para acelerar nossa evolução em direção à plenitude. Simbolicamente, esses poderosos mantras são produzidos na forma de notas musicais – *swara* – pelo tambor de Shiva – ***Shivatakka samamnaya pravahini.*** O Senhor chama essa infinita Ciência de o supremo segredo e a Ciência real – Raja Vidya, Raja Guhya.

Portanto, nada melhor do que agradecer à Editora Pensamento e à sua equipe, pela oportunidade de termos este precioso manual de conhecimentos corretos sobre a Sagrada Ciência e rogar à Devi, ao Supremo Poder, que inunde nossas consciências de Shakti para transformarmos esse conhecimento em sabedoria e sermos felizes ajudando a todos os seres a alcançarem saúde, paz e felicidade.

Dr. José Ruguê
www.suddha.net

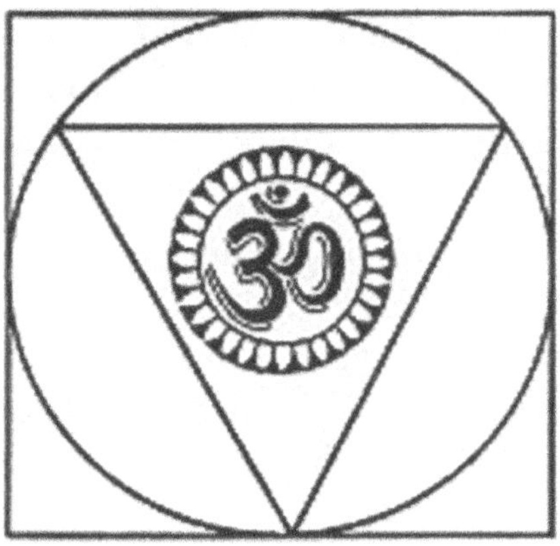

Nota de Lokesh Chandra

Neste belo livro encontram-se gotas de sabedoria do estilo característico das visualizações do moderno Rishi Vamadeva Shastri (dr. David Frawley). Em seu fluxo cintilante de lúcida linguagem cósmica, ele conduz a nossa psique desde o mar tempestuoso de Maya até o ser luminoso indiferenciado de Shiva e Shakti. Os processos cósmicos do Divino são integrados dentro das profundezas do nosso próprio ser. Ele eleva a nossa consciência ao puro êxtase de *Satchid-ananda*, fazendo-nos lembrar das palavras do renomado tratado de yoga de *Gheranda Samhita:*

Que ele descubra em seu coração um grande oceano de néctar,
Dentro dele uma linda ilha de pedras preciosas,
Onde as areias são de um dourado brilhante, salpicadas de joias.

As palavras argutas de Rishi Vamadeva refletem o som sutil do Yoga que conduz ao conhecimento mais profundo. À medida que o praticante de Yoga tenta ouvir tons cada vez mais refinados, ele atinge uma profundidade que invoca uma ausência mental e sensorial para eliminar todos os estímulos externos, em preparação para a concentração e a meditação. Do mundo físico dos sentidos chamado de *Bhur-loka,* ele ascende às regiões sutis de energia do *Bhuvar-loka* e, então, aos reinos de luz ou *Svar-loka.* Rishi Vamadeva põe em nossas mãos essas joias, cuja radiância explode na plena florescência de Shiva e Shakti. Os dois são *Para Samvit* ou a Suprema Consciência que preenche toda a existência. O mundo é a vestimenta de Shiva e Shakti. O ego e as coisas não passam de ondas provocadas pela necessidade divina. Esse fluxo do universo passa abruptamente para a pura consciência, na luminosidade cristalina de Shiva e Shakti. No lótus secreto do coração está o desabrochar de Shiva e Shakti.

O Rishi Vamadeva mostra o caminho para a palingênese[1] do estado espiritual que tem sua origem nas profundezas do coração. O *Amrita-ratnavali* diz: "A essência de todas as coisas reside em nosso corpo", pois sem o corpo não podemos apanhar um vislumbre do Divino. A vida psíquica do indivíduo reflete a do universo. Nas tradições Shaiva e Shakta, dois triângulos que fazem intersecção representam a expansão do Uno ao Todo (triângulo com o vértice para baixo) e a reintegração (triângulo com o vértice para cima). Vamadeva mostra o caminho para despertar essa luz que habita adormecida na psique. Ele nos exorta a desabrochar como uma flor de lótus, além do momento até o eterno. Este livro é uma caligrafia inspiradora do Divino que não fala por meio de palavras, mas traz caminhos de reflexões onde andamos dentro de nós mesmos, para traçar o Eco, para buscar a rima sagrada na centelha da vida, na interminável iminência eternamente além.

Rishi Vamadeva apresenta as múltiplas facetas do Yoga, do simbolismo, da harmonia fundamental da transcendência védica e tântrica, e da vasta tela de outros inumeráveis conceitos e práticas, numa linguagem clara e cristalina que comunica a essência tanto ao leigo quanto ao especialista. Podemos ouvir nas palavras dele os murmúrios dos rishis[2] védicos no brilho suave de sua Visão, a reflexão dos praticantes de Yoga, a construção dos filósofos, e olhar demoradamente para as fontes de visões dos sadhaks (praticantes). O Yoga Interior vive nessas palavras que se assemelham a joias,

---

1 Do grego: *palin* novamente + *gênesis* nascimento, palingênese. Em filosofia, denota em seu sentido mais amplo a teoria que a alma humana não morre com o corpo, mas nasce de novo em encarnações. (N. da T.)

2 Sábios. (N. da T.)

que transcendem em sua clareza até mesmo a exegese dos grandes mestres da Índia. Ler esse autor é caminhar dentro de nós mesmos em um fio de iluminação que orienta nossas reflexões divagantes.

Prof. Lokesh Chandra
Padma Bhushan, ex-Diretor do Indian Council of Historical Research e Membro da Rajya Sabha
Delhi, Índia

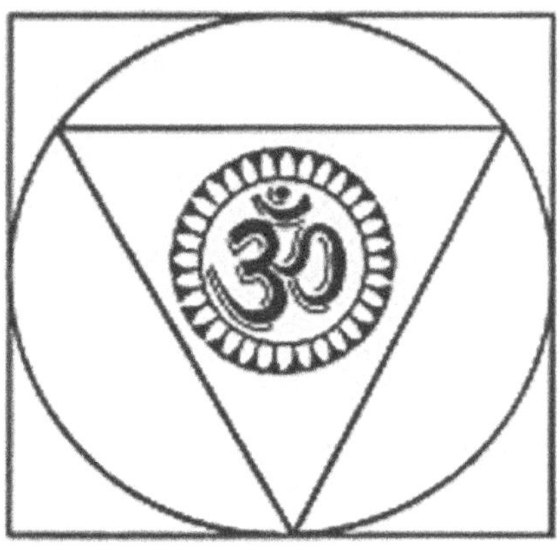

Prefácio do Autor

Shakti é um princípio importante, quase um mantra, que entrou na nova espiritualidade em um nível global, e o ressurgimento da veneração da Deusa. Shakti é o foco primordial do Tantra Yoga, uma das grandes tradições da Índia, que contém uma adoração extensiva da Deusa, por meio de rituais e meditações belos e profundos. O Tantra nos proporciona um meio direto de acessar seu poder e presença, por meio de uma tradição que nunca perdeu a ligação com a sua graça.

Contudo a Shakti, assim como o Tantra, é um tema geralmente mal-compreendido. A Shakti não se refere apenas à sexualidade ou ao feminino, embora estes aspectos estejam incluídos de maneiras importantes. A Shakti se relaciona com todas as energias cósmicas e com a união de todos os opostos. A Shakti representa os poderes impressionantes e cataclísmicos do Universo Consciente mágico em que vivemos, em todos os níveis de matéria e mente, natureza e espírito, o individual e o coletivo.

A Shakti é, em última análise, o poder do Absoluto ou "Pura Consciência", o que é chamado de *Para-Shiva*, o "Shiva Supremo", no pensamento yogue. Shiva é o princípio masculino cósmico que saúda Shakti como a força feminina cósmica. Portanto, qualquer investigação real de Shakti deve incluir uma investigação de Shiva também.

As forças cósmicas de Shiva e Shakti, por sua vez, formam a base para os poderes divinos ou divindades, que governam todos os diferentes processos dentro do universo. Portanto, qualquer investigação de Shakti deve também considerar o papel dessas divindades, os grandes Deuses e Deusas do mundo vivo.

Yoga Tântrico Interior examina a Shakti em um contexto mais amplo, como o poder da plena atenção universal. O livro explora a Shakti como a fonte subjacente por trás de todas as forças da natureza, desde forças físicas como o eletromagnetismo, até as energias espirituais, como a Kundalini. O livro desvenda a Shakti a partir de duas perspectivas básicas, de um ponto de vista naturalista e do ponto de vista das práticas yogues mais profundas do mantra e da meditação. Ele revela como as Shaktis agem tanto no mundo da natureza como nos potenciais mais elevados da consciência dentro de nós.

Como o próprio nome indica, *Yoga Tântrico Interior* não é apenas uma apresentação dos aspectos externos do Tantra ou um estudo acadêmico do tema; ele almeja instruir os alunos sérios na tradição tântrica mais profunda da realização do Eu por meio do trabalho com Shakti e Shiva. Ele reflete a tradição mais ampla e antiga do Tantra, que inclui os ensinamentos do *Shivaísmo* da Caxemira, o Shaiva Siddhanta, do sul da Índia, o Tantra Advaita, do grande guru vedanta Shankara, e o trabalho do grande visionário moderno tântrico, Ganapati Muni. Contudo, talvez de modo único, este livro reflete as conexões entre o Tantra e a tradição védica mais antiga, que a maior parte dos estudos modernos não abrange. Ele mostra como o Tantra tradicional se relaciona com os rituais e mantras védicos, e como ambos trabalham de maneira semelhante com os poderes da natureza, como forças da consciência mais elevada.

O objetivo deste livro é ajudar a despertar a Deusa e seus poderes dentro de nós – é energizar a Shakti do nosso ser mais profundo para a realização da nossa verdadeira natureza. Shakti é o poder real por trás de qualquer processo yogue interior autêntico. Não somos nós, enquanto indivíduos, que controlamos ou dirigimos o movimento interno do Yoga. Todas as nossas tentativas pessoais são apenas uma mera centelha, reflexo ou raio de luz dessa Shakti mais poderosa. Para, de fato, podermos seguir adiante em nosso caminho, nós devemos aprender a cooperar com a Shakti interior em sua atividade mais profunda, que é desenvolver o potencial mais elevado da consciência dentro de nós, sem obstrução.

Yoga Tântrico Interior ensina o aspecto interior do Yoga, o que se poderia chamar de "Yoga Interior", do mantra, da meditação e da busca pelo Eu mais elevado. Desse modo, o livro apresenta uma perspectiva diferente do Yoga, em relação à visão popular atual que enfatiza o "Yoga externo" dos asanas, ou posturas, de Yoga. Embora esse "Yoga externo" tenha seu valor, a sua verdadeira meta é fornecer os fundamentos para o "Yoga Interior", ou seja, não constitui um fim em si mesmo.

Em termos específicos, o livro explica vários mantras poderosos, dirigidos à Deusa tanto quanto a Shiva. Nesse processo, esses mantras não têm um caráter mecânico e não devem ser repetidos de modo superficial, para satisfazer meros desejos pessoais. Ele tem a intenção de proporcionar um contato interior com a energia e significado reais dos mantras, para que possamos usá-los com discriminação, de modo que a transformação seja possível.

Somente use os mantras indicados com uma intenção sátvica (pura) para promover a cura, a harmonia e a remoção das negatividades. Use os mantras juntamente com um estilo de vida sátvico (puro) de vida limpa, bons pensamentos e respeito pela natureza sagrada de todas as formas de vida. Para maiores informações sobre esse assunto, consulte primeiro a "Nota sobre o Uso dos Mantras" no Apêndice 2.

Este livro está dividido em quatro seções e apêndices.

- A primeira seção explica Shiva e Shakti como princípios cósmicos relativos à prática do Yoga Tântrico Interior, incluindo a importância do uso das divindades (Devatas).
- A segunda seção enfoca Shakti e seus inúmeros poderes no mundo exterior da natureza e no mundo interior da psique, incluindo vários métodos de "meditação sobre Shakti" no corpo, na mente e no mundo da natureza.
- A terceira seção enfoca as formas e personalidades da Deusa, basicamente Kali, Sundari, Chhinnamasta e Bhairavi e seu culto relativo aos Chakras e ao Yoga Tântrico Interior, incluindo a explicação de seus mantras.
- A quarta seção aborda as práticas mais profundas da Energia Tântrica e Yogas Védicos de Luz, e descreve os elementos essenciais para a compreensão do processo de realização do Eu através dos chakras.
- O apêndice aborda as questões de tradição e a ligação entre os ensinamentos védicos, vedanta, yogues e tântricos, além de

incluir um glossário, bibliografia, notas e outros materiais de referência e informação.

O livro é baseado em meus estudos e práticas pessoais de Yoga, Tantra, Veda e Vedanta por mais de trinta anos. Ele também reflete o meu trabalho com a medicina ayurvédica e a astrologia védica, embora o seu interesse não seja na cura pessoal, mas na transformação interior. Ele tem uma relação muito próxima com o meu livro anterior, *Tantric Yoga and the Wisdom Goddesses* (1994) e, como este, reflete os ensinamentos de Kavyakantha Ganapati Muni. Ganapati Muni era o principal discípulo de Ramana Maharshi, o renomado guru advaita da Índia moderna. Entretanto, é provável que Ganapati tenha sido também o maior escritor de sânscrito na Índia moderna. Em especial, ele dominava os segredos dos mantras, Tantra, Shakti, Vedas e Vedanta, por meio dos quais se conectava a tradição inteira do Yoga em uma única corrente de inspiração.

Recentemente, onze volumes de suas obras reunidas em sânscrito tornaram-se disponíveis, embora sem a tradução para o inglês, permitindo a preservação do seu trabalho. Isso ocorreu por intermédio do serviço dedicado de K. Natesan, que hoje, com mais de 90 anos de idade, é a prova viva da graça de ambos, Ramana e Ganapati. Eu tive a sorte de ter conhecido Natesan por muitos anos e ele tem sido uma grande fonte de encorajamento nesses estudos. Espero que este livro estimule estudos adicionais da obra de Ganapati.

Por fim, gostaria de dedicar o livro a Shambhavi Chopra, que serviu o propósito de me fazer voltar aos domínios de Shiva e Devi, mostrando-me a realidade viva das divindades em suas moradas do Himalaia. Aqueles que buscam uma visão empírica mais profunda do Yoga Tântrico Interior deveriam investigar os livros dela.

Que o Yoga Tântrico Interior possa conectar você à Suprema Shakti e ao Supremo Shiva dentro da sua natureza pessoal mais profunda!

David Frawley (Vamadeva)
Santa Fé, Novo México

PARTE UM

Princípios do Yoga Tântrico Interior

Apenas quando Shiva é unido a Shakti ele ganha o poder de criar.
De outro modo, o Senhor não tem nem mesmo o poder de se mexer.
Ó, Deusa, como és venerada pelo Criador, Preservador
e Destruidor do universo, como pode um mero mortal
que não tem méritos ser capaz de louvá-la?
SHANKARACHARYA, *A 1*

Esta seção introduz os fatores principais do Yoga Tântrico Interior, incluindo a Shakti como o poder da Deusa, Shiva, como a Suprema Divindade da consciência, os Devatas, ou Deuses e Deusas, como os poderes universais cósmicos, e as realidades mais elevadas de Atman e Brahman, o Eu Supremo e o Absoluto. Ela inclui uma investigação mais profunda do que é o Yoga e como ele opera em todos os aspectos do nosso ser.

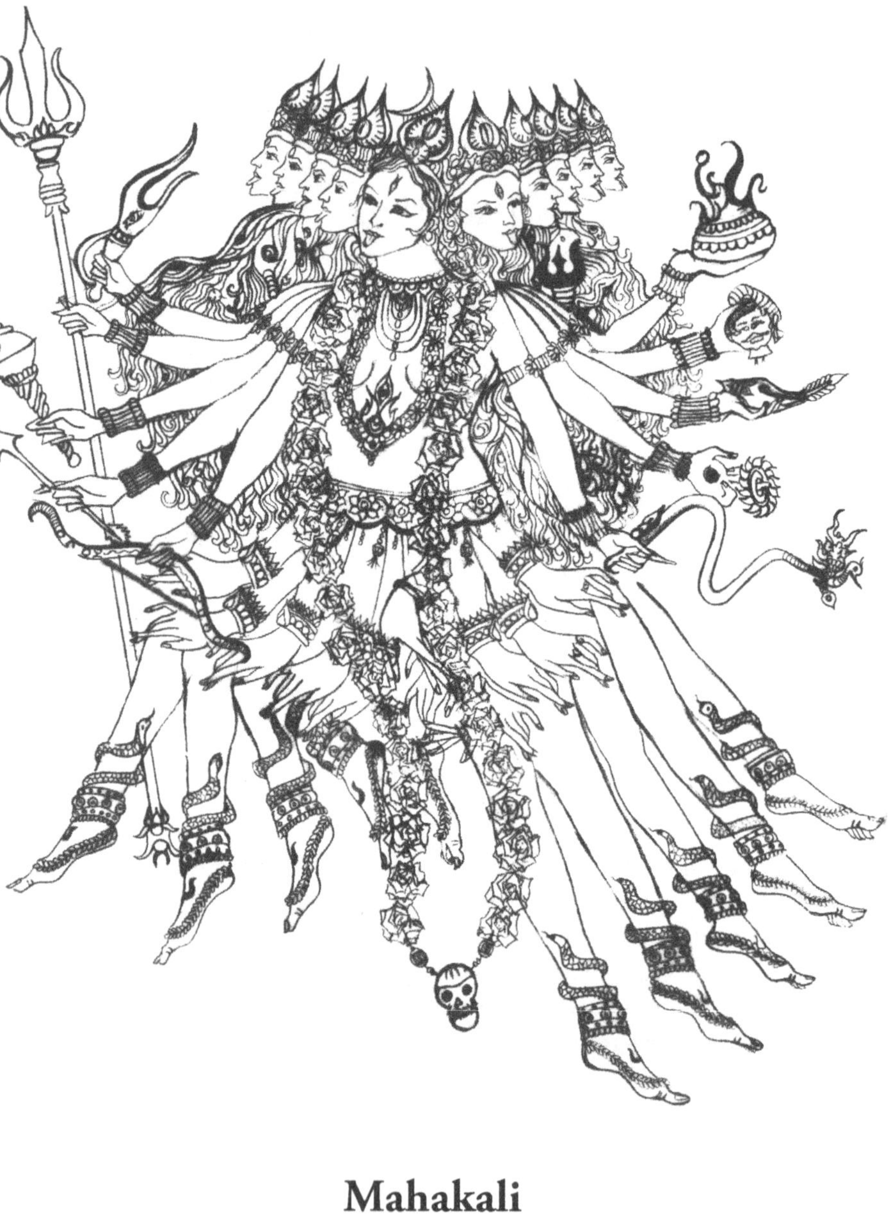

Mahakali

Shakti e o Yoga da Divindade

Arte e ciência do Yoga têm uma capacidade tremenda, se não mágica, de transformar a nossa existência em todos os níveis do corpo, da mente e do espírito. Ela nos conecta com as forças admiráveis existentes na origem do mundo da natureza, bem como com a suprema energia que transcende o tempo e o espaço. Se realizada de um modo ideal, uma prática de Yoga Interior pode nos despertar para uma dimensão radicalmente diferente da consciência, na qual podemos conhecer toda a existência, desde o infinitesimal até o infinito, como aspectos do nosso ser, consciência e alegria mais amplos.

Para que seja possível um Yoga provocar tamanha transformação interna, surge uma pergunta inevitável: *Como podemos aprender a trabalhar de maneira prática com as forças universais dentro de nós?* Chaves indispensáveis dessa alquimia interna encontram-se nas abordagens do Yoga antigo (tanto nas linhas tântrica como védica), praticamente esquecido ou malcompreendido nos ensinamentos do Yoga moderno, que geralmente têm uma natureza mais física.

O Tantra nos proporciona o entendimento da *Shakti*, ou energia universal necessária, para que ocorram quaisquer mudanças profundas na psique. Os Vedas nos proporcionam o entendimento de *Jyoti*, ou luz universal, para iluminar nosso caminho além da escuridão da ignorância espiritual. Os Yogas tântrico e védico, especialmente se usados em conjunto, nos permitem aproveitar os poderes mais profundos do Yoga de uma maneira empírica, exatamente como a ciência moderna nos mostra como utilizar as forças naturais sutis da eletricidade ou do poder solar para o nosso benefício tecnológico.

Entretanto, para realmente trabalharmos com os poderes internos do Yoga, devemos, em primeiro lugar, estar dispostos a viver uma vida de espiritualidade baseada na experiência. A verdadeira prática do Yoga não é apenas um passatempo, uma atividade secundária, um sistema de exercícios ou um negócio. Para que ela ocorra, as nossas atividades diárias devem tornar-se parte de um ritual, oferenda e meditação ao grande Desconhecido. Devemos consagrar todos os aspectos do nosso ser à força interna e à luz interior, que existem no fundo do nosso ser.

Devemos nos dedicar ao "Yoga Interior", ou *Antar Yoga* em sânscrito,[1] a união com as energias divinas no interior de nós mesmos, o que sempre foi a essência do verdadeiro Yoga. O que tem predominado no mundo moderno são os aspectos físicos ou psicológicos do Yoga, cujo nome mais apropriado é "Yoga Externo" (ou *Bahir Yoga*, em sânscrito). É na direção do Yoga Interior, antigo e transformador, que segue a trajetória deste livro.

Yoga clássico e realização do Eu

Todos nós estamos em busca de uma maior realização do Eu; tentamos desenvolver nosso potencial oculto, de uma maneira ou de outra, indo em direção a uma energia e consciência mais expansivas. Todavia, raramente examinamos a natureza do Eu que buscamos e sua relação com a existência mais ampla à nossa volta. É só na descoberta do nosso Eu e essência espiritual mais profundos que encontraremos a paz duradoura e o pleno desenvolvimento do nosso ser interior. Qualquer outro tipo de realização ou fortalecimento do Eu tende a pertencer ao ego, à personalidade confinada pela mente ou pelo tempo, que nos mantém limitados ao domínio da dualidade e do sofrimento.

O Yoga clássico é uma tradição universal dirigida à mais elevada realização do Eu. Não se trata meramente da realização do nosso potencial humano, mas da realização do Ser universal que é a nossa verdadeira natureza, além do corpo e da mente. Esse objetivo espiritual extraordinário vai muito além dos nossos interesses e aspirações habituais, pessoais, intelectuais e religiosos. Essa "realização espiritual do Eu" é a meta definitiva de toda a vida encarnada, e liberta a alma de sua sujeição ao karma, ao tempo e limitação, morte e sofrimento. É a realização da Divindade ou do Absoluto, tanto como unidade com nossa própria consciência mais profunda quanto como a própria essência de tudo o que é ou tudo que poderia existir.

Por meio das descobertas do Yoga interno, nós passamos dos aspectos transitórios e finitos da nossa natureza de corpo e mente à realidade eterna e infinita da consciência não condicionada e da energia ilimitada. Para que ocorra uma mudança tão radical, precisamos pôr de lado nossos processos comuns de pensamento e nosso ego pessoal, em favor de uma consciência que não esteja circunscrita pelo cérebro ou pela mente. Devemos nos abrir para o universo inteiro, desde a menor partícula subatômica à expansão mais vasta do espaço, que constituem nosso verdadeiro lar e ser mais profundo.

Esse movimento interior de transcendência é o verdadeiro objetivo das diversas práticas do Yoga, desde os asanas até a meditação profunda. O Yoga nos mostra como energizar as forças do corpo, respiração, coração e mente para nos impelir além deles, a um nível mais elevado de existência; não se trata apenas de nos trazer contentamento no nível humano comum que costumamos habitar. Para praticar de fato o Yoga, é preciso adotar esse Yoga Interior e tudo o que isso acarreta, ou seja, ver todos os seres dentro do nosso Eu e ver nosso Eu dentro de todos os seres, como proclamam com eloquência os *Upanishads,* as escrituras do antigo Yoga:

"Aquele que vê todos os seres no seu próprio Eu, e o seu próprio Eu em todos os seres, esse perde o medo. Aqueles capazes de perceberem todos os seres em seu próprio Eu, e o seu próprio Eu em todos os seres, esses não conhecem o sofrimento. Como pode a multiplicidade da vida iludir aquele que percebe sua Unidade."[2]

Yoga clássico e os poderes cósmicos

O Yoga clássico reconhece que vivemos em um Universo Consciente, permeado por energias divinas, que incluem poderes mágicos que a ciência moderna ainda não reconheceu. Este Universo Consciente é o Purusha, o Ser Supremo de tudo e o objetivo de todas as práticas de Yoga. Por trás das forças físicas do universo (que têm a sua própria sabedoria secreta e extraordinária complexidade) encontram-se poderes mais sutis de energia e informação que estamos apenas começando a acessar na era da alta tecnologia, desde a eletricidade até as ondas de rádio e a energia atômica.

Por trás dessas forças de energia e informação encontram-se poderes ainda mais profundos de inteligência cósmica, êxtase, consciência e ser, estendendo-se além do tempo, do espaço, de todos os mundos possíveis e de todas as manifestações. O universo mais amplo é uma maravilha mística de deleite divino e feliz criatividade, estendendo-se a múltiplas dimensões e interconexões internas e externas. O Yoga requer que se ascenda a escada desses mundos, até chegar ao Não Nascido e Não Criado além de toda manifestação, o mundo antes do mundo, por assim dizer. Não se trata de uma jornada abstrata, mas requer o despertar do Eu universal dentro de nós.

No pensamento yogue, esses grandes poderes do Universo Consciente são definidos como *Devatas* ou "princípios divinos", um termo que costuma ser traduzido como "Deuses e Deusas" ou como "divindades". Os Devatas refletem a consciência divina que permeia todos os aspectos da natureza e nossa própria psique. Eles são poderes de luz e energia universais em forma de arquétipos, seres e forças, tudo em um. Podemos contatá-los como princípios, personalidades ou presenças, tanto externa como internamente.

Os Devatas, ou Deuses e Deusas, refletem as grandes forças na natureza a partir dos cinco elementos: terra, água, fogo, ar e éter. Esses elementos formam os poderes fundamentais da criação até os princípios universais de tempo, espaço e energia, de acordo com a inteligência espiritual que lhes é subjacente. Essas divindades dotam as forças cósmicas de faces e vozes que podem nos tocar pessoalmente, e permitir o nosso acesso a sua realidade superior em nossa própria consciência. Contudo, além do reino manifesto, as mesmas divindades refletem os diversos aspectos do Absoluto; a maneira como o Ser-Consciência-Êxtase infinito e eterno permeia o próprio tecido da existência e tudo o que nos seja possível experimentar.

Embora as manifestações dessas divindades nos textos yogues – como as inúmeras formas de Shiva, a Deusa (Devi) ou Vishnu – possam parecer estranhas ou distantes para nós no Ocidente, elas não são apenas formas culturais ou ícones de uma religião específica em contraposição à outra. Os Devatas são expressões simbólicas dos poderes cósmicos subjacentes a toda vida, que eles refletem em diversos atributos, nomes e funções. Eles são as faces de Prana, a luz da meditação, a beleza do êxtase, o corpo do espaço ou os ritmos da paz, à guisa de algumas comparações poéticas, e não apenas as expressões particulares de uma comunidade, sistema de crenças ou alguma outra alternativa.

As manifestações simbólicas dessas divindades, que incluem formas naturalistas de animais, plantas, pedras e estrelas, bem como formas humanas com diversos braços, ornamentos e armas incomuns, podem parecer bizarras para a nossa mente moderna. Mas elas pretendem comunicar-se com o nosso ser interior, de acordo com uma linguagem intuitiva: a linguagem de imagens, cores e gestos, cujo significado é universal e ultrapassa as definições de qualquer mero dialeto humano. Quando adquirimos a compreensão da relevância cósmica das representações simbólicas, podemos aprender a trabalhar com elas tão facilmente como trabalhamos com as forças externas da natureza, como o vento ou a luz do sol.

Uma comunhão interna com as divindades é a base de uma verdadeira prática do Yoga baseada na experiência, que flui com uma profunda energia e transporta as bênçãos de toda vida. Contudo, além das divindades da tradição do Yoga, que são ainda plenas de vida e energia, existem outras tradições de divindades pelo mundo todo, conectadas a graus maiores ou menores de energia e eficácia.

Existem diversas tradições de divindades no Ocidente, começando com os deuses e deusas pagãos nas antigas tradições nativas (grega, romana, celta, germânica e outras) na Europa pré-cristã. Mesmo o antigo Oriente Médio, de onde surgiram as tradições monoteístas, continha muitas tradições de veneração a divindades, que veremos claramente na iconografia do antigo Egito, Assíria, Babilônia ou Suméria. Podemos encontrar cultos a divindades em todas as religiões indígenas e tribais, seja os nativos americanos, africanos, asiáticos ou ilhéus do Pacífico, que ocorre como parte do seu reconhecimento da natureza sagrada de toda a vida.

Podemos distinguir seres semelhantes de luz nos anjos, santos e revelações das tradições monoteístas. É possível encontrar imagens etéreas parecidas na poesia mística de todos os tempos e culturas. Os Devatas talvez não sejam tão alheios a nossa psique como podemos, de início, pensar, exceto no que diz respeito a nossa mentalidade cultural atual. Todavia, até mesmo na mídia moderna procuramos histórias de mágica, mito e lenda para nos entreter, desde as imagens antigas até a mágica futurista e a ficção científica. Com uma sutil mudança de visão, cada um de nós pode apreciar essas imagens divinas e aprender os seus segredos. Isso requer a investigação das implicações universais de seus símbolos, e não apenas as suas formas externas que, em última análise, dependem do despertar de uma percepção intuitiva mais profunda dentro de nós através da contemplação e da meditação.

Yoga da Divindade (Devata Yoga)

Existe uma explicação simples para abordar os Deuses e Deusas e entender as suas qualidades mais profundas: é reconhecer que existe apenas um poder no universo, que é um poder de luz e consciência, chamado de *Shakti* em sânscrito. As inúmeras divindades são os recipientes de *Shakti*, a suprema energia da Consciência, e representam suas diferentes formas e funções.

Essa Shakti não é apenas Una em essência, mas ilimitada em sua manifestação, operando em todos os níveis de existência por trás de ambas as forças, da natureza e da psique. A multiplicidade de divindades na tradição do Yoga é o resultado de sua representação de todos os aspectos de Shakti, não somente a sua unidade subjacente, mas seus ritmos vivos, fases, interações e complexidade.

As energias das divindades, ascendentes ou descendentes, expansivas ou contraídas, extáticas ou iradas, refletem estados específicos de consciência ou experiências que devemos atravessar com cuidado em nossa busca yogue, exatamente como um alpinista maduro deve se mover com cautela pelas variações de sua trilha sinuosa, embora tenha consciência da unidade derradeira do seu objetivo no topo da montanha. Não podemos simplesmente reduzir essas inúmeras divindades a uma uniformidade abstrata, embora exista uma Unidade que lhes seja subjacente. Os poderes diferentes que elas possuem devem ser honrados em todas as suas nuances.

O nome tradicional para o culto interior dos Devatas, ou Deuses e Deusas, na tradição do Yoga é *Devata Yoga* ou "Yoga da Divindade", uma prática que não apenas permeia a religião hindu, mas que os budistas tibetanos também empregam e é central a todas as tradições tântricas e védicas.

O Yoga da Divindade envolve o trabalho com os poderes divinos no sentido externo, por meio das formas e procedimentos da veneração no templo e no sentido interno, através de práticas yogues de pranayama, mantra e meditação. Por intermédio desses processos, as Divindades desenvolvem o jogo inteiro da criação cósmica, assim como revelam o caminho além do mundo manifesto até o Absoluto.

Muitos templos poderosos na Índia ainda reverberam com a veneração de seus Devatas básicos, em rituais elaborados ligados ao calendário sagrado hindu de festivais e dias santos. A maioria dos hindus em seus lares venera os Deuses e Deusas em altares privados também. Os grandes praticantes de Yoga honram as mesmas divindades dentro de seus próprios corações como a presença e poder Divinos subjacentes a todas elas.

O nosso próprio crescimento espiritual e yogue é o desabrochar da divindade, o Deus ou Deusa dentro de nós. O Yoga não trata do desenvolvimento ou glorificação da nossa personalidade humana e ego limitado pelo tempo, mas do potencial da alma eterna dentro de nós. Olhar para o Devata ou Divindade interior é talvez a melhor maneira de se abrir ao fluxo da graça divina. Por meio do Devata – os Deuses e Deusas internos – ganhamos acesso ao nosso Eu verdadeiro, que é Uno com todos os mundos, todas as criaturas, todas as pessoas e todos os Deuses.

Energias e divindades

Quando começamos a meditar de maneira intensa, é inevitável entrarmos em contato com as forças sutis da mente e coração mais profundos. No início, esses poderes podem aparecer como formas de luz ou correntes de energia em súbito contato com a nossa consciência, em vários clarões, vibrações e fluxos. Esse é o nosso encontro inicial com a Shakti, que é a energia da consciência, fluindo para baixo através dos planos mais elevados.

Essas energias espirituais geralmente assumem as formas de deidades – Deuses e Deusas – na linguagem de imagens e símbolos da mente universal. A Shakti Suprema, o próprio poder prevalecente de fundo, assume de modo característico a forma da Deusa à medida que tem uma qualidade feminina de beleza, charme e criatividade: a Mãe e Rainha de todos os mundos.

Como as deidades refletem o Infinito e o Eterno além da esfera humana, elas podem parecer amedrontadoras para a nossa mentalidade humana comum, cujos preconceitos elas transcendem. Ou, elas podem mostrar-se extremamente belas e felizes, uma alegria de uma dimensão distinta do corpo, mente e sentidos, que torna todos os prazeres mundanos sem sentido.

Embora possamos iniciar nossa trajetória espiritual com uma ideia filosófica do Absoluto, ou com uma fé emocional em Deus ou no guru, à medida que o caminho real da experiência se desenvolve, ele se torna um jogo de luz, fogo e transformação. É algo mais energético do que mental ou emocional, um encontro de transformação com um poder convincente que nos faz ir além de nós mesmos e da nossa ideia do mundo.

Essas forças internas podem adotar formas humanas de grandes professores e avatares, ou de Deuses e Deusas humanoides. Elas podem assumir formas animais, tais como o touro, a águia, o cavalo ou a serpente sagrados. Talvez apresentem uma combinação de cabeça de animal com corpo humano, como a divindade hindu Ganesha, que tem a cabeça de um elefante. Ou talvez mostrem um corpo de animal com uma cabeça humana, como a grande esfinge do Egito. Às vezes assumem formas de plantas, como a árvore cósmica sagrada, cujas raízes encontram-se acima, no eterno, e cujos galhos estão abaixo, no mundo do tempo. Às vezes elas podem adotar a forma de pedras ou minerais, como as montanhas, cavernas ou pedras preciosas, ou dos pilares, pedras erguidas e obeliscos de muitas tradições antigas.

Como formas de luz, esses poderes espirituais podem refletir o Sol, a Lua, os planetas, as estrelas ou até mesmo um fogo doméstico comum. Indo além das formas caracterizadas pela representação, eles podem aparecer como padrões matemáticos, desenhos geométricos, yantras, mandalas, flores ou lótus. Geralmente essas diversas dimensões estão misturadas numa experiência interna multilateral de um corpo fluindo pelo espaço, um rosto aparecendo no sol, a voz de fogo, o olho do relâmpago ou muitos outros.

Todas essas diferentes formas do Divino têm lugar numa prática de Yoga Interior. O Yoga nos põe em contato com elas de várias maneiras, em seus distintos métodos e estágios. Uma vez tendo entrado no fluxo da experiência interna, os seus significados irão se desenvolver e prover mais graça e orientação para nós, a partir de dentro.

Esta também tem sido minha própria experiência interior pessoal. Originalmente, eu me aproximei do Yoga a partir da filosofia profunda do Vedanta, procurando o Brahman Absoluto além de todas as formas, o que permaneceu o fundamento subjacente para tudo o que faço. Contudo, à medida que minha prática de meditação se desenvolveu, eu entrei em contato com várias formas de energia e luz, que pouco a pouco assumiram a aparência de diferentes deidades, principalmente da Deusa e Shiva.

No decorrer de anos de prática, eu tive a experiência da Deusa em suas inúmeras formas, desde a ferocidade de Kali até a beleza de Sundari, não apenas enquanto personificações do princípio feminino, mas como os poderes mais profundos do mundo da natureza, e das Shaktis de Brahman, o Absoluto além. Ao mesmo tempo, eu entrei em contato com o Senhor Shiva, na qualidade de força masculina cósmica complementar e vontade universal, como a própria essência de luz e vida e, em última análise, como o Ser de todos, o Brahman Absoluto.

Uma vez que tive essas experiências em nível interior, todas as divisões entre o Divino enquanto forma ou não forma, pessoal ou impessoal, desmoronaram. O senso pessoal de separação, seja da natureza ou do Absoluto, aos poucos se dissolveu. Todas as fronteiras da mera identidade humana se diluíram numa Existência universal maior, deixando qualquer apego ao tempo e lugar para trás. Eu percebi que a face da consciência está presente em tudo o que vemos e tudo o que podemos conceber! O Yoga Interior começou a se desenrolar de acordo com o seu próprio ímpeto, como uma corrente crescente de Shakti e consciência, com sua própria voz, ensinamento e direção. A prática do Yoga tornou-se a dança da Shakti interior, momento a momento, na presença do eterno Eu de Shiva.

O Yoga do Ishta Devata ou Deidade Escolhida

Até agora consideramos o Devata, ou deidade interior, num sentido geral. Todavia, assim como cada ser humano tem uma forma, personalidade e expressão únicas, cada Devata tem a sua individualidade e os diferentes modos pelos quais as suas energias se desenvolvem. Assim como é possível aprender a entender as diferentes personalidades e talentos de cada pessoa, podemos também chegar a compreender as qualidades especiais de cada divindade.

Os Deuses e Deusas se tornam vivos para aqueles que trabalham com eles, que chegam a conhecê-los, de uma maneira íntima e direta, como forças vivas que entram em nossa experiência diária e tocam o próprio tecido de nossa existência. Cada Devata tem o seu próprio modo de conhecimento, a sua aparência, dons e poderes especiais e a sua interação especial com cada indivíduo.

Em geral, uma pessoa escolhe um Devata básico como foco central de sua veneração e prática interior. Um Devata específico se torna o nosso *Ishta* – nossa forma principal ou escolhida do Divino, nossa própria divindade interior especial, para a veneração – para o qual nós damos especial atenção. Este *Ishta Devata,* ou divindade pessoal, assume uma grande importância relativa ao caminho espiritual, provendo a graça interior e confiança para nos ajudar a prosseguir. *O Yoga do Devata ou da Deidade é geralmente o Yoga do Ishta Devata.* É possível comparar o papel do Ishta Devata com o do anjo da guarda pessoal nas religiões ocidentais, mas ele em geral é mais íntimo, é uma formação pessoal da própria divindade conectada ao nosso Eu Superior.

O grande guru do Yoga, Patanjali, afirma nos *Yoga Sutras,* o principal texto clássico do Yoga, que a "visão do Ishta Devata" resulta da prática de *Svadhyaya* ou "estudo de si mesmo".[3] Nesse sentido, Svadhyaya não significa apenas estudo de si mesmo no sentido geral, como costuma ser traduzido mas, na verdade, significa seguir as práticas que são específicas para nossa natureza única e temperamento individual.[4] A visão do Ishta Devata surge do estudo da Divindade inerente dentro de nós, nosso próprio Deus ou Deusa interior que é a nossa natureza mais profunda.

Patanjali também dá ênfase a *Ishvara Pranidhana,* ou "render-se ao Divino dentro de nós", como um componente essencial da prática do Yoga e samadhi, que ele menciona várias vezes nos *Yoga Sutras.*[5] A veneração do Ishta Devata é um meio importante de se conectar com Ishvara, que não é apenas Deus num sentido abstrato e impessoal, mas assume formas específicas para nos ensinar e orientar. O Ishta é a nossa ligação pessoal com Ishvara. Os *Yoga Sutras* afirmam que o fruto de Ishvara Pranidhana é samadhi, o estado yogue de absorção e realização, que é o objetivo maior da prática.[6] O Ishta Devata é a melhor maneira de abordar Ishvara e um elemento indispensável ao desenvolvimento do samadhi.

Isso significa que o "Yoga do Ishta Devata" é uma parte integral do Raja Yoga clássico, embora poucos professores de Yoga no Ocidente o ensinem atualmente, e muitos nem mesmo o conhecem.

A tradição do Yoga provê muitos Ishtas ou deidades pessoais como opção, começando com os cinco principais Devatas hindus de Shiva, Vishnu, Devi (Deusa), Ganesha e Surya (o Sol). Às vezes o Buda é acrescentado como o sexto. Vishnu vem como Rama e Krishna e outros avatares; Surya vem como as outras divindades planetárias. Devi vem nas diferentes formas da Deusa como Kali, Durga, Lakshmi e Sarasvati. Shiva tem muitas formas, desde o juvenil Dakshinamurti, passando por Yogeshvara, até o Senhor do Yoga, até Nataraja, o dançarino cósmico. Às vezes Skanda, o filho de Shiva, vem representando outra linha. Às vezes, as divindades védicas como Indra, Agni e Soma formam uma outra ainda.

Entretanto, qualquer poder divino, princípio ou representação de qualquer tradição iluminada pode tornar-se Ishta Devata, ou a forma pessoal da divindade. Em geral, Ishtas são formulações do Divino em termos de uma relação pessoal como pai ou mãe, irmão, irmã, amigo, amado, guru ou mestre. As formas que eles assumem geralmente se desenvolvem a partir desses relacionamentos.

O Ishta Devata deve refletir nossas próprias inclinações, temperamento, tendências e maneira de expressão. *Ishta* significa "nossa escolha" e, portanto, o Ishta não pode ser imposto a nós por outra pessoa, um grupo ou uma instituição. Nesse aspecto, o Ishta é um fenômeno muito democrático. Deveríamos ser livres para venerar o Divino sob qualquer forma apreciada por nós, assim como deveríamos ser livres para viver onde queremos, ter o trabalho que gostamos ou votar em quem preferimos. Não existe apenas um Ishta Devata ou divindade pessoal para todas as pessoas, assim como não há apenas um tipo de alimento ou de vestuário para todos.

Isso não significa que a forma ou manifestação Divina honrada pela nossa família, guru ou tradição não possa ser também o nosso próprio Ishta; contudo, nesse caso, isso deveria refletir o nosso próprio coração, em vez de ser um ato de conformidade aos outros. O Ishta, ou forma pessoal da divindade, não é uma questão de influências externas, ou de tentar agradar os outros, mas do nosso próprio impulso divino, a despeito do que os outros possam pensar. É como escolher o próprio parceiro de casamento. Devemos em primeiro lugar examinar com cuidado os diferentes Devatas, talvez trabalhando com vários, antes de escolher um em particular. Essa escolha deve refletir o desejo real e amor mais profundo do nosso ser interior.

Uma vez estabelecida uma conexão interna com o Ishta, estamos firmemente plantados no caminho yogue e temos um canal direto com a graça e orientação divina. Quando o Yoga é praticado em harmonia com a divindade interior, ele atinge a maturidade e assume a sua própria forma, voz e expressão. O Ishta Devata provê um fluxo constante de graça para orientar a nossa prática espiritual. Ele forma um elo tanto com o Divino em nosso interior quanto com o poder da natureza à nossa volta.

No que me diz respeito, eu sigo a Deusa, enquanto meu Ishta Devata, na forma de Kali, Durga e Sundari, em várias formas na natureza e enquanto poderes cósmicos, e não apenas como uma imagem humana. Isso não foi tanto o resultado de uma escolha pessoal, mas de uma intuição contínua da sua presença e poder, desde a infância, incluindo diversas aparições suas à minha frente. Ligado a ela sempre esteve o Senhor Shiva, que tem um espectro semelhante de manifestações, desde o antropomórfico até o naturalista e o abstrato, na condição de uma personificação do Puro Ser. Shiva também entrou na minha vida de diversas maneiras, como o guia interior além do reino humano e até mesmo além de toda forma. Descobrir Shiva e a Devi não se tratava de assumir uma identidade religiosa estrangeira para mim, mas de voltar ao meu verdadeiro Eu.

Ao seguir um Ishta Devata específico, não é necessário abandonar todas as outras formas divinas ou abordagens espirituais. Nós energizamos a divindade básica como um ponto de foco e integração para todos os outros poderes e práticas. Nós aprendemos a ver o Ishta ou divindade escolhida em todas as divindades, estendendo ao Absoluto além de toda manifestação.

Os Devatas – os grandes Deuses e Deusas da Mente Cósmica – zelam por esse mundo e os karmas das criaturas que nascem dentro dele. Eles constituem a nossa família espiritual como manifestações do Pai e Mãe Divinos, as forças masculina e feminina cósmicas, que são nossos pais e protótipos interiores. Trabalhar com eles é útil para todos os aspectos da vida, até mesmo nas metas mais comuns de saúde e felicidade física e psicológica.

Guru, divindade interior e Eu

Nossa investigação enfatiza o Devata, ou divindade interior, como a base das práticas de Yoga mais profundas, o despertar da energia cósmica dentro da nossa mente e coração mais profundos. Entretanto, a maioria dos ensinamentos de Yoga atuais não dá tanta importância à divindade. Alguns podem nem sequer mencioná-la.

A prática tradicional do Yoga apoia-se em três fatores básicos: o guru (professor espiritual), o Devata (a divindade interior) e o Eu (Atman). Todos os três são importantes, ou mesmo essenciais, embora diferentes caminhos yogues possam dar mais destaque para um ou para outro.

- O guru é o professor humano iluminado que provê instruções para o aluno e a direção ao longo do caminho.
- O Devata é a Divindade interior com a qual nos relacionamos – geralmente concebida em uma forma pessoal – que provê a graça para a nossa prática e nos orienta a partir de dentro, a nossa conexão com Deus ou Ishvara dentro de nós.
- O Eu ou Brahman é o objetivo último ou estado de pura consciência a ser realizado, que é a testemunha de tudo o que fazemos.

Esses três fatores estão relacionados: o papel do guru é orientar o aluno tanto na comunhão com a divindade interior como na realização do Eu Superior. O papel do Devata é desenvolver os poderes divinos dentro de nós que nos conduzem ao Eu.

Dos três, o Devata é o menos compreendido, embora seja o mais destacado nos ensinamentos antigos. O guru fornece o ensinamento e o Eu é o objetivo, mas o Devata, por assim dizer, é o caminho. O caminho segue adiante em grande medida através da divindade interior, segundo a qual o despertar interno da energia ou Shakti se dá. O guru é o início do sadhana e o Eu é o final, mas o Devata funciona como uma ponte entre os dois. O Devata é o mediador entre o Guru e o Eu e une os dois.

Num nível mais profundo, poderíamos dizer que existe apenas o Devata, o Deus ou Deusa interior. O Devata é o Guru interior ou poder espiritual operando dentro de nós. O guru exterior é um reflexo dessa divindade interior no mundo externo. Devemos despertar a Divindade dentro de nós com o objetivo de realizar a prática espiritual, para alcançar o Eu Superior que é a suprema divindade. Tanto o guru como o discípulo se fundem no Devata, que nos conduz ao *Atman*, nosso ser interior de pura consciência, Uno com o Absoluto.

Guru, Devata e Atman são aspectos do Devata enquanto princípio divino. O guru é o primeiro Devata ou divindade, e o Eu é o último ou supremo Devata. Passamos do "Guru Devata" ao "Ishta Devata" (divindade interior) e, por fim, ao "Atma Devata". Um verdadeiro guru desperta o Devata dentro de nós e nos conecta ao nosso próprio Ishta Devata, bem como à Divindade do nosso próprio Eu.

Não devemos ignorar o Devata quando nos movemos em direção ao guru ou ao Eu Superior. É o Devata que deveríamos ver no guru, e não apenas a personalidade humana. De maneira semelhante, é o Eu Divino ou o Eu enquanto Devata (Atma Devata) que estamos buscando, não meramente o Eu humano ou psicológico. Se não conhecermos o Devata, tenderemos a olhar para o guru e o Atman apenas num sentido pessoal. Se conhecermos o Devata, então o guru será um canal da graça divina e o Eu será a divindade suprema do universo inteiro.

O Yoga do Ishta Devata

O Devata é o "tema" real do sadhana ou prática espiritual. Não é o ego do ser humano que pode realizar o sadhana destinado a eliminar o ego e permitir que o Eu Interior resplandeça. Para o sadhana de Yoga nós precisamos de um poder interior, um canal para o Divino e nosso Eu interior, para que a prática possa progredir. Este é o lugar do Devata. O caminho é o desenvolvimento do Devata, a sua sabedoria, poder e graça, à medida que nos faz passar do nosso ego e autoimagem externos para a pura consciência dentro de nós, além do corpo e da mente.

Entretanto, o Devata é também o "objetivo ou meta" real da prática do Yoga Interior. O Eu ou Brahman que é sem forma não pode ser objetivo de nenhuma maneira prática, porque está além do tempo e espaço, causa e efeito. Mas o Devata como um poder do Eu pode funcionar como uma meta reconhecível. Ele tem uma forma, energias e atributos nos quais podemos nos concentrar, de estágio em estágio.

Para quem segue *Bhakti Yoga,* ou "Yoga da devoção", o Devata enquanto forma divina escolhida para veneração costuma ser fundamental. A pessoa venera a Deusa, Shiva, Krishna, e assim por diante, como o foco básico da mente e do coração. Todavia, aqueles que seguem *Jnana Yoga* ou o "Yoga do Conhecimento", que é sem forma por natureza, podem tirar proveito e aprender a trabalhar com os Devatas, enquanto representantes de princípios cósmicos e psicológicos, como a forma Dakshinamurti de Shiva, que é considerado o guru de todos os grandes sábios.

Para aqueles que praticam métodos yogues de mantra, pranayama e meditação – os caminhos do Tantra e do Kundalini Yoga –, o Devata é igualmente fundamental, e serve para dirigir o fluxo interno da energia. *A Kundalini Shakti* – o poder interior da consciência que essas práticas de Yoga procuram estimular – não é apenas um tipo de eletricidade interna que o praticante pode manipular pessoalmente; é a presença e o poder da Deusa dentro de nós, uma realidade sagrada ou Devata. Kundalini é a Shakti divina, que é o poder do Yoga. O praticante de Yoga deve aprender a trabalhar com a Shakti enquanto Deusa e se render a ela. Sem compreender e nos conectar com a Kundalini enquanto uma manifestação da Deusa, nós encontraremos muitas dificuldades e não iremos além dos desejos e ambições humanos.

Vivemos em um universo permeado de forças poderosas de inteligência, com Divindades extraordinárias em toda parte, seja nas nuvens, nas areias ou nas nebulosas distantes. Se conectarmos nosso coração com elas, o mundo inteiro se tornará vivo como um jogo de deleite Divino!

Se despertarmos a divindade interior, o Deus e a Deusa dentro de nós, e trouxermos de volta o Devata que o Yoga moderno tende a negligenciar, nossa prática ganhará um significado e uma eficiência muito maiores. Nós somos Shiva e a Deusa. Não deveríamos esquecer disso. Todas as formulações da divindade já feitas por qualquer pessoa e cultura são apenas aspectos do nosso próprio Eu mais profundo!

Que não nos esqueçamos dos Devatas, os grandes Deuses e Deusas e todas as formulações da Divindade no decorrer do nosso caminho espiritual! Que possamos aprender a nos relacionar com o Divino dentro de nós com a mesma liberdade e modo individualizado que estamos buscando no restante de nossas vidas! Que possamos aprender a comungar com os grandes poderes do Universo Consciente, permitindo que as forças da natureza falem a nós e nos levem de volta por meio do coração da criação à Suprema Realidade!

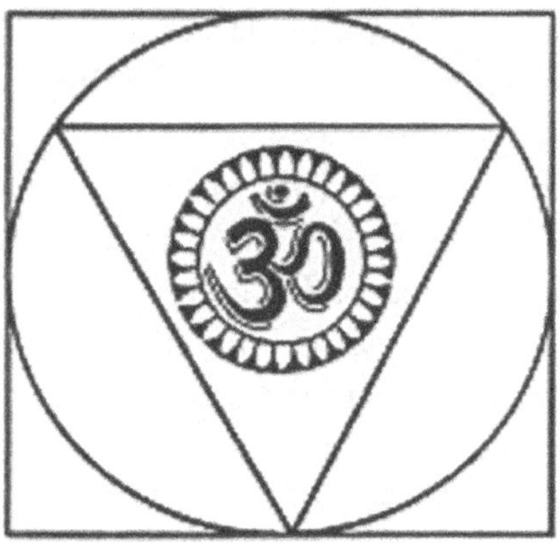

Os Deuses e Deusas como Formas de Brahman

Os deuses e deusas hindus, com suas manifestações mágicas e poderes sobre-humanos, em geral são tratados pelos acadêmicos modernos de uma maneira superficial, como personificações das forças da natureza ou meramente como espíritos imaginários inventados pela mente não científica. Outras tradições de divindades no mundo são denegridas de uma maneira muito semelhante, desde o antigo Egito até os nativos da América que são, da mesma maneira, designados de primitivos.

Os teóricos atuais preferem examinar essas divindades de acordo com os interesses da psicologia ou antropologia modernas, nas quais qualquer significado yogue ou cósmico é perdido. Essas interpretações indiretas dos estudiosos não deveriam ser confundidas com as perspectivas dos praticantes que trabalham com essas energias divinas com base na experiência, que é o que vamos explorar aqui.

Os deuses e deusas hindus representam os grandes poderes cósmicos, as energias divinas internas inerentes a todo o universo. Eles são parte do yoga do Ishta Devata ou deus e deusa interiores. Essas divindades não são deuses separados, mas formas ou manifestações de Deus, Ishvara, o Senhor e Criador Cósmico. Elas representam os vários poderes e qualidades do Divino, ou diferentes formas de se relacionar com ele. Eles são os princípios de *Bhakti Yoga*, o Yoga da Devoção. A abundância de diferentes devatas representa a riqueza do caminho hindu de devoção, que nos permite acessar o divino de todas as formas e maneiras possíveis, sem rejeitar nada que nos vincule às forças mais elevadas.

Contudo, além de indicar aspectos do Senhor Cósmico, os deuses e deusas hindus são aspectos de Brahman, a divindade impessoal além do universo manifesto. Nesse sentido, os devatas são poderes do *Jnana Yoga*, o Yoga do Conhecimento. Eles descrevem como aquela suprema realidade da Existência Pura pode ser contatada através das forças da natureza, tanto no mundo externo como em nossa própria mente e corpo.

Poderíamos perguntar: *De que modo os deuses e deusas, que são geralmente expressos como personalidades, podem ser uma manifestação de um Ser, Poder e Existência Impessoal?* Se investigarmos com profundidade, poderemos perceber que suas formas e personalidades são apenas símbolos de algo além da forma e da personalidade. É por esse motivo que suas formas e personalidades são extraordinárias, sobrenaturais e multifacetadas, muitas vezes mágicas ou até mesmo terríveis em suas manifestações.

Devatas Védicos e Brahman

A tradição védica é a tradição mais antiga da Índia e as tradições posteriores, que incluem o Yoga, o Vedanta e o Tantra, refletem vários aspectos do conhecimento e prática védicos, em especial os rituais e os mantras Védicos. As Divindades Védicas são principalmente poderes de luz. Os quatro Devatas Védicos principais, em suas formas de luz, são: *Agni* (Fogo), *Vayu* ou *Indra* (relâmpago ou vento), *Surya* (Sol) e *Soma* (Lua). Essas formas de luz possuem amplas correspondências no universo como um todo, como os poderes da matéria, da vida, da mente e da consciência. Eles não indicam simplesmente formas externas no mundo natural.

Agni representa o calor transformador em todos os níveis, desde o fogo na Terra, passando pelo fogo digestivo nas criaturas até o fogo da própria consciência (Chidagni). Vayu indica todo movimento vibratório, desde o vento na atmosfera ao Prana nos seres vivos, às correntes de energia no espaço cósmico, à própria respiração da pura existência, Brahman. Surya indica o princípio supremo da luz, seja o Sol no céu, o olho no corpo, ou o poder perceptivo do Eu Superior. Soma é o aspecto reflexivo da luz desde a Lua no céu, ao poder contemplativo da mente, ao próprio êxtase, Ananda.

Brahman, a divindade suprema nos *Upanishads*, é comparado a um grande fogo, a partir do qual todos os mundos e criaturas surgem meramente como faíscas. "Essa é a verdade, assim como de um fogo abrasador, faíscas semelhantes saem aos milhares; da mesma maneira, a partir do Eterno inúmeros seres surgem e para ele retornam." [7]

Brahman é também comparado ao Vento ou Vayu, uma força sem forma que, quando sopra, cria e move tudo o que existe. "Reverência a Vayu, você é a forma manifesta de Brahman."[8] Diz-se que Brahman é como o Sol, a fonte suprema de luz, vida e consciência. Os *Upanishads* dizem: "Cultuar o Sol e Brahman."[9] Essas correlações não significam que Brahman esteja limitado aos poderes do mundo natural, mas que esses poderes cósmicos são manifestações de Brahman, símbolos da luz suprema que podemos seguir para descobrir sua natureza transcendente. A esse respeito, os *Upanishads* também declaram: "O Ser (Purusha) no Sol, ele sou eu."[10]

Se examinarmos com profundidade a realidade interior das Divindades Védicas, elas nos levam a Brahman como a luz suprema da existência. Agni ou Fogo é *Brahmagni*, o fogo imortal inextinguível de Brahman e a luz imperecível da pura existência.[11] Vayu é o ser, espaço e poder sem forma de Brahman. Surya ou o Sol é Brahman como a luz que ilumina tudo, o Sol que não nasce nem se põe, mas habita para sempre num dia eterno de luz espiritual. Soma é Brahman como puro deleite, calma e contentamento ilimitados.

Essas forças revelam o Absoluto na linguagem da luz, assim como as filosofias posteriores do Vedanta e do Budismo usaram a lógica e a terminologia abstrata. Mas devemos entender seu simbolismo para poder apreciar isso. Contudo, talvez ainda mais importante, esses poderes de luz são indicativos das energias internas do Yoga e do Tantra. O Sol, a Lua, o Fogo e o Relâmpago são centros interiores de energia do coração, da cabeça, do chakra da raiz e do terceiro olho, como será discutido neste livro.

Teísmo hindu e yogue

As divindades do pensamento clássico hindu[12] são articuladas de uma maneira teísta, ressaltando Deus ou o Senhor Cómico, Ishvara como o Ser Supremo operando por trás do universo e suas leis.[13] Ishvara é o Criador, Preservador e Destruidor do universo inteiro, bem como o guru original do caminho yogue, de acordo com o *Yoga Sutras.*[14] Ele é o guia divino com o qual podemos nos comunicar intimamente e com o qual podemos nos unificar em nosso próprio coração.

Entretanto, entre o teísmo hindu e o teísmo religioso ocidental, pelo menos em suas formas dominantes, existem duas diferenças primordiais. Em primeiro lugar, Ishvara opera por meio da lei do karma e do renascimento e não fornece apenas uma vida para a alma. Em segundo lugar, Ishvara tem muitos nomes, formas e funções e pode ser referido como masculino e feminino, aparecendo através de inúmeros grandes avatares e sábios. O Deus Único dos *Vedas* não se opõe aos muitos Deuses e Deusas, que são apenas suas diferentes manifestações em diversos níveis e com diferentes qualidades.

Todavia, o pensamento hindu não termina com o teísmo, por mais exaltado que este possa ser. O criador cósmico ou Deus com qualidades (Saguna Brahman) é uma manifestação do Brahman sem forma, a divindade além da criação, ou Deus sem qualidades (Nirguna Brahman). O universo manifesto não passa de ondas na superfície da realidade maior de Brahman que, em si mesma, nunca sofre nenhuma mudança. No Brahman Supremo, tudo se torna Uno, incluindo Deus, a alma e o mundo.

Nossa própria alma ou Eu interior também tem esses dois mesmos aspectos, com e sem qualidades. A alma individual (Jivatman) ou entidade que reencarna, está conectada ao Criador ou Ishvara e consiste em uma fração de sua energia. Ela nasce para ajudar a realizar a vontade divina na criação. Mas nosso Eu mais profundo está além de todo nascimento e morte, e é uno com o supremo Eu (Paramatman) e com Brahman, o Absoluto ainda não nascido.

Esses dois aspectos do Eu e da Divindade, com e sem qualidades, estão conectados. A meta mais elevada do Yoga tradicional é a realização do supremo Eu ou Brahman. Mas ele age por meio da ajuda, da graça e da orientação de Ishvara ou Deus, especialmente na forma de vários Ishta Devatas, ou Deuses e Deusas.

Ishvara tem três formas ou manifestações básicas em um nível cósmico, de acordo com a grande trindade hindu do *Brahma*, o Criador, *Vishnu*, o Preservador e *Shiva*, o Destruidor ou Transformador. Estes não são três deuses separados, mas os três aspectos de Ishvara, relativos aos gunas, ou qualidades fundamentais, de Rajas (criação-expressão), Sattva (manutenção-proteção) e Tamas (destruição-transformação). Desses três aspectos de Ishvara, é Shiva que é o mais próximo ao supremo Brahman ou Absoluto, por ser o mais próximo do estado sem forma.

Shiva e Kali como o Brahman sem forma

Podemos examinar a trindade hindu de um outro ângulo. Shiva é "Nirguna Brahman" ou pura existência além de todas as qualidades. Vishnu é "Ishvara", Deus como o Senhor Cósmico ou "Saguna Brahman". Brahma como "Mahat Tattva" ou Mente Cósmica, a partir da qual a criação brota e que é a base da lei cósmica ou Dharma. O próprio Shiva é chamado de *Maheshvara*, o grande Ishvara, e *Parameshvara*, o Ishvara supremo ou mais elevado, que em uma maior medida o conecta com Brahman.

Shiva como uma divindade, poder-se-ia dizer, é a personificação do supremo Brahman, o Absoluto impessoal sem forma refletido em uma forma e simbolismo pessoal. Em um nível mais elevado, Shiva representa a pura consciência transcendente, a pura existência e a paz imutável – inerentemente além, sem conexão com nada no domínio de tempo e espaço, nascimento e morte. Ele está além de todas as dualidades, incluindo o bem e o mal, e está presente no sofrimento bem como na alegria.

Como Shiva está além de todos os conceitos, ele é geralmente retratado de uma maneira imprevisível e paradoxal. Ele é um grande asceta e, contudo, é também o Deus superior do amor. Ele é o Deus da cura, mas também pode causar grande dor. Ele é o portador da paz, mas também lança a flecha mais terrível. Ele tem a luz mais pura, mas não recua diante da escuridão. Ele traz a nós nosso bem maior, contudo não se curva para nenhum código moral simplista do bem e do mal. Ele trabalha para nos levar além de quaisquer limites que possamos impor a ele ou a nós mesmos. Ele exige a rendição de nossa mente e ego limitados ao Absoluto.

Do mesmo modo como a trindade dos grandes Deuses, o pensamento hindu reconhece a primazia das três grandes deusas conectadas a eles, a Deusa *Sarasvati* de Brahma ou o Criador, a Deusa *Lakshmi* de Vishnu, ou o Preservador, e a Deusa *Kali* de Shiva ou o Destruidor-Transformador. Dessas três, Kali, a esposa de Shiva, assim como o próprio Shiva, é a mais próxima do Brahman sem forma e pode, de maneira semelhante, funcionar como a sua personificação.

Kali é a suprema Shakti de Brahman, além de todas as barreiras, divisões e limites. Ela representa o puro poder da existência, o qual, como o infinito e o eterno, permeia todo espaço e tempo e, no entanto, habita além deles. O aspecto terrível de Kali significa a sua natureza transcendente que derruba todos os prazeres transitórios aos quais estamos apegados. A sua coroa de crânios mostra o seu domínio sobre o sofrimento e a morte e sua habilidade de nos levar além deles. A machadinha que ela carrega como uma arma está enfeitada com um olho, indicando que é poder do discernimento espiritual cortar toda negatividade e dualidade.

Kali representa o processo de acalmar e silenciar a mente, que é a essência do Yoga Interior. Ela simboliza o estado mais elevado de *nirodha,* ou fusão, nos *Yoga Sutras,*[15] *nirvana* ou dissolução no Budismo, e *Brahmanirvana* ou dissolução em Brahman do *Bhagavad Gita.*[16] Ela indica o prana ou força vital fundido em si mesmo, o final da morte no final do nascimento! Kali é a própria respiração de Brahman que ocorre sem respirar, sustentando todas as coisas silenciosamente dentro de si mesmo. Ela não é simplesmente a força da natureza ou Prakriti e seus três gunas, mas o poder penetrante do Supremo além de toda mudança e flutuação.

Por causa de suas conexões com o supremo Brahman, Shiva e Kali não são personalidades claramente definidas, mas personificações de princípios e poderes mais elevados. Eles não agem de maneira normal nem assumem aspectos comuns. Eles podem aparecer em formas que parecem duras ou terríveis para nós, com armas, sangue ou ira. Shiva e Kali representam o impessoal em sua primeira manifestação em direção à personalidade. Eles rompem a personalidade em infinito. É por esse motivo que suas formas não se conformam a nenhuma regra, ordem ou padrões estereotipados. Eles personificam o transcendente que, do ponto de vista do manifesto ou mundo fenomenal, deve ser paradoxal, cataclísmico e transformador em seus efeitos.

Shiva e Kali nos levam além do Sattva guna, ou conduta pura e virtuosa, até a pura existência ou *Sat* além de todas as ações. Para fazer isso, eles devem violar ou mostrar as limitações da ordem cósmica exterior. Até mesmo as belas formas pessoais do Divino são limitações que devemos superar para alcançar o Supremo. Shiva e Kali destruirão nosso apego a essas formas para levar nossa consciência além de todas as dualidades. Shiva e Kali nos levam de volta a Brahman no qual eles se fundem. Eles representam luz e energia como as forças mais primordiais, a paz e o poder do infinito no qual todos os universos são apenas ondas passageiras.

Yoga da divindade como o yoga de Brahman

Ver realmente os Devatas (Deuses e Deusas) é percebê-los como formas de Brahman. Cada divindade é uma porta de acesso ao infinito que é Brahman. Cada uma indica um caminho além da forma e da personalidade, ao refletir uma forma, poder ou personalidade primordial ou arquetípica.

Em geral, o "Yoga de Brahman" é uma abordagem de *Jnana Yoga*, ou o "Yoga do Conhecimento", que procede principalmente por meio da meditação no puro Ser. Mas o Yoga da Divindade (sânsc. *Devata Yoga*) também pode ser parte do Yoga de Brahman. Isso ocorre quando vemos os Devatas (deidade ou divindade) como uma formação simbólica e energética de Brahman (o Absoluto). Os Devatas trabalham para nos levar a Brahman expandindo a nossa personalidade em direção ao impessoal. Eles fazem isso através de suas personificações dos poderes cósmicos, que expandem a nossa personalidade humana na direção do Absoluto impessoal. Os Devatas são as forças primordiais presentes em todos os níveis de existência, para nos levar para aquele Ser que está em toda parte. Eles são os muitos lados de Brahman em manifestação.

Brahman é a essência de todas as nossas faculdades. É o "ouvido do ouvido, a mente da mente, a fala da fala, a respiração da respiração e o olho do olho", como dizem os *Upanishads.*[17] É o calor no fogo, a umidade na água, o movimento no ar e a estabilidade na terra. Os Devatas também representam as essências de ação e experiência cósmicas. Quando percebemos suas essências, em vez de apenas suas formas externas, vemos Brahman.

No Brahman Supremo todos os fatores principais da existência – o Eu, os Devatas, Deus, o Guru e o mundo – se fundem na Unidade. As ondas caem no mar. Os diferentes raios retornam à luz única do sol. Brahman está presente como o Ser em todas as coisas, desde a menor partícula de areia até a estrela mais brilhante. Ao tocar esse puro Ser cada coisa no universo se torna um Devata, ou divindade para nós, e podemos nos conectar com correntes divinas nas forças da natureza, luz, tempo, espaço e todos os anseios do coração humano. Os Muitos se tornam o Um e o Um sorri por toda diversidade sem nenhuma mudança de sua natureza infinita e imutável.

Quando olhamos para os deuses e deusas, devemos sempre lembrar a presença da pura luz e do puro ser, o Brahman infinito por trás deles. Os Devatas são as entradas para esse desconhecido e ainda não nascido infinito, o qual devemos atravessar com graça.

Aprenda a ver o sem forma por trás da forma, o sem nome por trás do nome, o impessoal por trás da personalidade, Brahman por trás dos Devatas. Então o Absoluto e o mundo relativo se fundirão em nossa consciência numa visão mágica de deleite incessante!

Atma Devata: O Eu como *a Suprema Divindade*

O sentido do eu não é algo exclusivo da nossa espécie. É comum a todas as criaturas vivas, sendo que cada uma procura expressar e perpetuar a si mesma. Além de toda vida corporificada, o sentido do eu permeia o universo inteiro como o próprio fundamento do Ser, que é a autoexistência. O sentido do eu é a raiz da nossa mente, das emoções e do prana. O Yoga Interior visa nos ajudar a alcançar o Eu Superior oculto dentro de nós, de modo que possamos passar do nosso ego humano à presença cósmica que é nossa identidade real.

No mundo moderno, a psicologia domina o nosso pensamento e configura a nossa visão da espiritualidade. Passamos a considerar o Atman ou Eu Superior sob uma luz psicológica como uma formação das emoções humanas, não como uma realidade cósmica. A psicologia diz respeito principalmente ao eu-ego e a trazê-lo a um estado de harmonia e felicidade. O Yoga, entretanto, almeja ir além do eu-ego até chegar ao Eu que é incondicionado, além do corpo e da mente, transcendendo o nascimento e a morte.

A verdadeira espiritualidade é a busca por nossa verdadeira natureza na pura consciência, que é um verdadeiro conhecimento do Eu e realização do Eu, e não apenas a obtenção do equilíbrio dentro do campo do eu pessoal e seus anseios sociais. O real conhecimento do Eu é algo muito maior do que qualquer conhecimento psicológico; é uma consciência universal e cósmica, e não apenas um conhecimento da emoção, da sexualidade e dos nossos traumas pessoais.

Atualmente muitos grupos estão trabalhando para psicologizar a espiritualidade, para torná-la uma forma sutil de terapia psicológica, analisando a raiva, o medo e o desejo como os fatores principais da busca interior. Do lado positivo, esse encontro entre a psicologia e a espiritualidade pode ajudar a espiritualizar a psicologia, levando o Yoga e a meditação a abordagens psicológicas para tratar de distúrbios emocionais, neuroses e traumas. De fato, o Yoga e seu sistema relacionado de medicina ayurvédica pode acrescentar muitos métodos práticos e descobertas profundas a respeito de como lidar com problemas psicológicos, expandindo grandemente nossa variedade de tratamentos e permitindo ao paciente um papel maior na cura de si mesmo.[18]

Contudo, de forma negativa, um enfoque psicológico pode confundir a espiritualidade yogue com meros anseios emocionais humanos. Ele pode reduzir nosso Eu espiritual ou alma aos limites e interesses do ego e da nossa natureza externa como entidade social ou política. No pior dos casos, ele reduz a espiritualidade yogue a um problema psicológico humano, como se os estados yogues mais elevados da consciência fossem algum distúrbio psicológico ou culto.

Nosso verdadeiro Eu não é o eu psicológico ou ego que deve ser descartado para que aquele possa mostrar o seu brilho. Nosso verdadeiro Eu não é a identidade pessoal dessa encarnação específica. Ele não é a autoformação da emoção ou o produto de nossas preferências e aversões. Ele não é nossa identidade mental ou intelectual por meio de opiniões, crenças e preferências de nossos processos de pensamento. Não é nem mesmo nosso eu humano, mas nossa alma eterna, que nos une a todos os seres e todos os mundos.

O Eu como o Deus ou Deusa dentro de nós

Em poucas palavras: *nosso verdadeiro Eu ou Atman é um Devata ou princípio divino.* O Eu é um princípio de sensibilidade, consciência e autonomia, inerente a toda a existência. É o princípio fundamental por trás de todas as leis, princípios e dharmas operantes nesse universo mágico da mente, da energia e da matéria.

Nosso Eu verdadeiro é uma divindade, um Deus ou Deusa, o poder divino por trás de todo tempo, espaço e causação. Nós somos Deus. Deus é a nossa verdadeira natureza. Nós somos seres divinos com todos os poderes do universo dentro de nós. Todavia, essa divindade não é um princípio teológico ou crença religiosa, mas a própria natureza da existência que é autoconsciente, autodeterminante e autorresponsável. Esse Atman ou Eu é Brahman, o Absoluto Ser-Consciência-Êxtase.

Uma importante abordagem yogue, comum tanto ao Veda como ao Tantra, é considerar nosso Eu verdadeiro como uma Divindade. Isto é honrar a presença Divina dentro de você mesmo – respeitar seu próprio ser e consciência como sagrados, imortais e imaculados. É entrar em contato com o Deus ou Deusa dentro de você e procurar alinhar a sua consciência, motivação e comportamento segundo a sua sabedoria e graça. Você é Shiva e Shakti e pode encontrar a graça deles sendo fiel às suas aspirações mais elevadas e desejos mais profundos!

Da psicologia à espiritualidade yogue

Da perspectiva da psicologia, a veneração do Eu interior pode ser uma adulação do ego, em que ignoramos nossos defeitos pessoais e fazemos cessar nossas responsabilidades sociais. É pouco mais do que uma fantasia que encobre o enfrentamento das duras realidades da nossa natureza emocional. Todavia, esse reducionismo psicológico também pode ser rígido e pode pôr fim às raízes da aspiração espiritual e do idealismo dentro de nós. Ele pode nos tornar insensíveis, sem devoção, incapazes de projetar qualquer visão mais elevada além da mente neurótica.

O problema real não é o nosso Eu verdadeiro e individualidade, mas o eu falso que consiste em nossa identificação com o mundo externo e suas condições passageiras. O Eu é fonte de luz e vida, amor e sabedoria dentro de nós. O ego é o eu exteriorizado nascido do desejo que nos faz procurar a felicidade nas coisas externas e perder nossa paz interior.

Não precisamos abrir mão do nosso verdadeiro Eu, que é a Divindade dentro de nós, para encontrar a verdade e a felicidade. Precisamos apenas remover a noção errônea de quem nós somos, que limita nosso verdadeiro Eu a uma identidade humana particular. Seja o seu Eu. Seja fiel ao seu Eu. Mas garanta que é mesmo o Eu interior, não o ego externo que promove e glorifica a si próprio!

Uma lei importante da mente é que onde quer que foquemos a nossa atenção, nisso tendemos a nos tornar. Aquilo ao que damos a maior atenção na vida é, poderíamos dizer, a Divindade a que aspiramos nos tornar. O perigo na fixação no eu neurótico psicológico é que podemos terminar reforçando-o; podemos ficar perdidos em suas peculiaridades, traumas e idiossincrasias. Podemos dar mais poder ao eu psicológico, em vez de dissolvê-lo.

Deveríamos venerar o verdadeiro Eu dentro de nós como o Eu de todos os seres, como o Ser por trás de toda existência e a luz de todos os mundos. Essa visão pode nos levar num instante além dos nossos problemas humanos, por mais insolúveis e difíceis de lidar que possam parecer. Nossos problemas são inerentes a nossa psicologia, que enfoca a identidade pessoal como a verdadeira realidade, separando-nos de Deus, da natureza e uns dos outros. Não podemos superar esses problemas se não acessarmos o que nos é inerente e nos permite transcendê-los.

Devemos aprender a pôr de lado o nosso eu psicológico, o que significa ver as forças universais, os elementos e qualidades que atuam dentro do nosso corpo e mente, não simplesmente assumir que somos fruto da nossa história pessoal ou educação. Toda a Natureza trabalha dentro de nós de acordo com uma inteligência secreta. Até mesmo o nosso eu psicológico é um aspecto da energia e expressão, elementos e gunas da Natureza. E não algo que pertence exclusivamente a nós.

O nosso eu psicológico tem o seu lugar como um veículo de expressão e ação para a alma no mundo físico. Mas enfocar o eu psicológico como nossa verdadeira natureza (assim como enfocar em nossos corpos físicos) não nos levará à verdade eterna. Podemos conferir ao eu psicológico o seu lugar apropriado em nossas vidas externas, como um mecanismo de existência pessoal, mas não deveríamos confundi-lo com a nossa verdadeira realidade, que está além do tempo, do espaço e da pessoa.

Sinta-se livre para pôr de lado o seu Eu pessoal e tornar-se uno com o todo! Sinta-se livre para abrir mão de suas preferências e aversões, alegrias e dores, e encontrar contentamento em seu próprio ser interior além de todo ganho e perda. Seja abnegado no verdadeiro sentido, que é ser fiel ao Eu Divino dentro de você e deixe o ego humano enfraquecer. Descubra o seu Eu maior em toda a natureza, nas plantas, nas pedras, nos animais, nas nuvens, nas estrelas, nas galáxias e além.

Afirme o seu Eu verdadeiro universal e abra mão das falsas aparências, pretensões e esforços para agradar os outros. Deixe a percepção do eu naturalmente expandir-se como o vento através da liberação da sua respiração para o horizonte mais distante. Una a luz de sua mente e dos sentidos com a luz do sol e das estrelas.

O seu verdadeiro Eu é a pura luz da consciência além do corpo e da mente. Ele dá luz, vida e amor a todas as criaturas e traz beleza e felicidade ao universo inteiro. Aceite essa luz por dentro e pare de habitar em suas sombras na sua existência externa.

Venere o verdadeiro Eu dentro de você. Assim como você oferece flores ou orações para a Divindade de sua escolha, faça o mesmo com o Eu como divindade interior. Veja os Devatas no seu Eu e o seu Eu nos Devatas. Deixe que Shiva, Krishna, Devi ou qualquer forma Divina que você venere, seja refletida em sua própria natureza.

Honre a si mesmo. Respeite o seu ser. Reconheça a sua integridade como uma alma eterna. *Traga para fora o Deus e a Deusa dentro de você.* Viva a Vida Divina pretendida para você. Utilize as ferramentas do Yoga para revelar o Devata, a divindade interior ou Divina Presença dentro de você, que é o Eu do universo inteiro. Então a energia cósmica ou Shakti Divina irá fluir dentro de você com toda sua vitalidade, percepção e êxtase.

Os Devatas ou poderes cósmicos são mais o seu Eu real do que o seu Eu psicológico. Aprenda a ser uno com esse Atma Devata em todos os Devatas. Deixe que seu verdadeiro Eu reflita todos os Deuses e Deusas, Gurus e Avatares, que são suas manifestações. Desenvolva o seu ser Divino e sua beleza com destemor e deleite.

Permita que o Deus ou Deusa que é a sua realidade e dignidade mais profunda seja uma expressão divina. Não esqueça do seu verdadeiro Eu na veneração do Divino. Contudo lembre que todos os poderes da natureza e divindade são apenas aspectos de sua própria verdadeira natureza, o Sol Divino do qual a sua vida humana é apenas um único raio!

Shiva e Shakti: As Divindades Condutoras do Yoga Interior

O Yoga é uma busca de união com o Divino dentro de nós. Assim, existem poderes divinos interiores governando a prática do Yoga e facilitando suas transformações interiores. Shiva e Shakti – o Grande Deus e a Grande Deusa, *Mahadeva* e *Mahadevi* – são personificações desses grandes poderes do Yoga, que refletem as realidades mais elevadas que atuam por trás e além de todas as forças do universo.

Shiva e Shakti representam o Ser e a Energia da Pura Consciência além do tempo e do espaço, e o modo como podemos vivê-los como os dois lados da nossa natureza mais profunda. Com isso não pretendemos dizer que outras divindades não possam ter esses papéis, mas que essas duas podem ser especialmente entendidas dessa maneira. Trabalhar com as energias universais de Shiva-Shakti é um dos principais caminhos do Yoga em todos os seus aspectos do conhecimento, da devoção ou de técnicas especiais do Yoga.

Shiva é *Yogeshvara*, o grande Senhor do Yoga. Shakti é a *Shakti do Yoga*, ou poder do Yoga. Utilizando um enfoque junguiano, poder-se-ia dizer que Shiva e Shakti são os arquétipos do Yoga dentro de nós, o *Yogin* e a *Yogini* ideais. Ao despertar Shiva e Shakti, o Deus e a Deusa, o Yogin e a Yogini dentro de nós, podemos pôr em movimento todas as correntes dinâmicas do nosso crescimento e nossa transformação interior, permitindo que as suas energias elevem-se em espiral dentro de nós, ao longo de sua ascensão natural ao Infinito.

Shiva e Shakti estão refletidos nas forças cósmicas masculinas e femininas, em todas as criaturas e, assim, estão intimamente conectados com a sexualidade. Todavia, além dessas forças biológicas, eles representam as duas forças básicas na natureza, como a montanha e o vale, o sol e a lua, o fogo e a água e todas as outras inúmeras variações nesse mundo de dualidade baseado em forças complementares. Shiva e Shakti, como yin e yang, representam a dualidade primordial por trás de todas as energias do universo. A verdadeira compreensão deles requer muito mais do que considerá-los meramente em termos humanos ou sexuais; requer a compreensão de toda a realidade, manifesta e não manifesta e todos seus diversos poderes e princípios.

Contudo, Shiva e Shakti não são meras forças inertes ou princípios abstratos, eles têm uma realidade pessoal para nós como o Pai Divino e a Mãe Divina. Esse é provavelmente o modo mais fácil de compreendê-los. Shiva e Shakti podem aparecer para nós em formas pessoais e podemos nos comunicar intimamente com eles, como com um outro ser. Podemos vê-los, falar com eles e sentir a sua energia e amor à nossa volta. Shiva e Shakti existem como potencial pessoal dentro de nós e como poderes cósmicos fora de nós. Podemos abordá-los em ambos os níveis, o pessoal e o impessoal, permeando todos os aspectos da existência, animada e inanimada.

Existe muito conhecimento yogue que chega até nós na forma de ensinamentos sobre Shiva e Shakti. Um dos mais importantes deles é que o poder yogue (Shakti) surge da paz interior (Shiva). Shiva simboliza a mente meditativa silenciosa e Shakti indica a energia criativa poderosa que flui dela. Shakti é o poder da paz interior que se torna um canal para que os poderes cósmicos do universo maior da consciência e do êxtase fluam para dentro de nós.

A verdadeira Shakti não é o poder nascido da inquietação, agressão ou conflito. Ela é o poder nascido da concentração, da devoção e da compaixão. A esse respeito, não devemos confundir a Shakti com outras formas de poder baseadas no ego, na autoafirmação e na violência. Shakti é o poder que unifica e espiritualiza, não o poder que divide ou destrói. O que Shakti de fato destrói é a negatividade, as forças da ignorância, da dualidade e do ódio. No processo, ela preserva tudo o que é criativo, transformador e compassivo.

Embora possamos ter como objeto de veneração principal Shiva ou Shakti, devemos sempre oferecer homenagem a ambos. Apenas quando Shiva e Shakti se unem, a felicidade verdadeira flui. Separada de Shakti, a consciência de Shiva permanece transcendente e não pode nos ajudar. Separada de Shiva, o poder de Shakti não tem sustentação ou recepiente para manter sua energia dentro de nós.

Unir Shiva e Shakti significa unir Shiva e Shakti dentro de nós mesmos, como a consciência (Shiva) e o poder (Shakti) do Yoga, e como todos os aspectos das dualidades da nossa natureza, desde o masculino e o feminino até o fogo e a água, a mente e a emoção, a atividade e a receptividade. Uma das melhores maneiras de fazer isso é visualizar o lado direito do nosso corpo como Shiva e o esquerdo como Shakti, como na forma de *Ardhanareshvara,* que significa Deus que é metade masculino e metade feminino, a forma de Shiva com Shakti sendo seu lado esquerdo.

Há muitos grandes ensinamentos relativos a Shiva e Shakti através dos *Vedas, Upanishads, Puranas, Tantras* e a literatura yogue como o *Yoga Upanishads.* Há muitas maneiras de trabalhar com suas forças por meio do ritual, da peregrinação, do mantra, do pranayama, do yantra e da meditação. Quase metade do bilhão de hindus no mundo cultua, basicamente, Shiva e Devi, complementando os outros que são especialmente devotos de Vishnu e Lakshmi.

O mais importante de tudo é que, uma vez estabelecida uma conexão com Shiva e Devi como divindades dentro de nós mesmos, eles se tornam nossos professores internos e podem nos orientar diretamente ao longo do nosso caminho especial. Aprendemos a perceber o modo como atuam em toda a vida e na natureza. Quando isso ocorre, nós transcendemos as formas externas da prática, abrindo assim um fluxo espontâneo que nos conduz segundo uma lei mais elevada. Nós vivenciamos as divindades como aspectos do nosso próprio ser interior e sua expressão através de tudo o que fazemos.

As divindades acrescentam uma riqueza à prática do Yoga em termos tanto de conhecimento como de energia. E seus poderes não são distantes ou estranhos, eles permeiam tudo o que fazemos como as forças da vida. Eles são inerentes no movimento de inspirar e expirar da respiração, no interagir da razão e da emoção na mente e na escalada da aspiração da alma e a descida da graça Divina. Precisamos apenas evocá-los com sinceridade e eles responderão de imediato!

Uma vez que trazemos as energias de Shiva e Shakti em nosso Yoga, nossa prática ganhará um novo significado, intensidade e foco. O universo inteiro estará conosco, e os grandes movimentos do tempo eterno e da transformação cósmica serão refletidos em cada momento que experimentamos como uma manifestação da maravilha divina. Que o supremo Shiva e a Shakti mais bem-aventurada surjam dentro de você em sua dança mágica além de todas as limitações!

O *Shiva Linga* e a *Shakti Yoni*: Símbolos dos Dois Poderes Primordiais

A sexualidade é a nossa mais poderosa força biológica e psicológica. Todavia, ela reflete poderes maiores e mais elevados, as energias da consciência cósmica das quais ela é apenas uma manifestação externa. A polaridade que descobrimos na sexualidade está refletida nas grandes dualidades da natureza, desde a eletricidade e o magnetismo, até o fogo e a água, o sol e a lua, e formas naturais como a montanha e o vale.

Trabalhar com essa polaridade universal para alcançar a pura unidade por trás dela é a base do Tantra Yoga verdadeiro. A sexualidade é uma força importante que devemos compreender no processo, quer optemos por expressá-la num relacionamento humano ou renunciá-la em troca de um caminho solitário. Mas a sexualidade não é o supremo objetivo do Tantra Yoga. *O Tantra Yoga real consiste no desenvolvimento dos poderes divinos dentro de nós mesmos, o Deus e Deusa interiores, cujas naturezas são a luz e a energia da consciência.*

Os dois símbolos tântricos principais são o *Shiva linga* e a *Shakti yoni*, que indicam as principais forças ascendentes e descendentes no universo. Eles têm muitas formas em todos os níveis de manifestação. Compreendê-los é essencial para o Yoga Tântrico Interior e seus processos transformadores. Embora o linga e a yoni em um nível biológico sejam símbolos da energia sexual, o masculino e o feminino, isso é apenas uma parte do seu simbolismo mais abrangente como os dois poderes primordiais da existência cósmica. Isso não esgota o que eles são, como algumas pessoas pensam, ou é a sua principal definição.

O Shiva linga é geralmente retratado em uma forma reta coniforme como o órgão sexual masculino. De fato, alguns Shiva lingas são bastante fálicos em seu aspecto, e o linga costuma ser chamado de símbolo fálico pelos especialistas. Entretanto, existem muitos outros tipos de lingas que são circulares, elípticos, triangulares ou colunares na forma. O linga é o símbolo do princípio de Shiva da imutabilidade, estabilidade, força e resistência, que é refletido no princípio masculino cósmico, o lado mais elevado dos valores e virtudes masculinas. O lado sexual do linga não é a essência do seu significado. E grandes devotos do Shiva linga colocam suas mentes e corações muito além do tipo de cultos fálicos, o que é tudo o que alguns especialistas enxergam.

Na língua sânscrita, a palavra *linga* refere-se a uma "marca principal" ou "característica" de algo. O termo em nenhum lugar é simplesmente um sinônimo do órgão sexual masculino. O linga indica aquilo que é proeminente e determinante. A esse respeito, pode-se dizer que o órgão sexual masculino é a característica distintiva ou o linga de um homem em um nível físico, mas muitas outras marcas semelhantes de distinção existem em inúmeros níveis.

Na filosofia do Yoga, o termo "linga" refere-se ao corpo sutil, que é o princípio dominante em nossa natureza em relação ao corpo físico, uma vez que é o corpo sutil, e não o corpo físico, que renasce.[19] O Shiva linga pode simbolizar esse corpo sutil ou leve, que tem a forma de um ovo. O linga também pode indicar a região espinal superior desde o coração até a cabeça, onde a influência do corpo sutil predomina. O linga é um lugar onde a energia é mantida, gerada e sustentada.

Do mesmo modo, o termo "yoni" em sânscrito significa um lugar de origem em geral. *Brahma-yoni,* por exemplo, é Brahman ou o Absoluto como a fonte da criação. O órgão sexual feminino pode ser considerado a yoni ou centro criativo da mulher. Mas o termo yoni não indica, necessariamente, o órgão sexual feminino, nem o indica, antes de tudo, àqueles que o usam como um símbolo sagrado. Embora no nível biológico a yoni seja o útero, no seu simbolismo mais abrangente é também uma caverna, um vale, um lugar de origens e a matriz do tempo e do espaço. Traduzir "linga" e "yoni" em termos puramente sexuais não faz justiça aos seus significados em sânscrito e causa muitas distorções desnecessárias!

O problema é que a mente moderna – especialmente sob a influência da psicologia freudiana – usa a sexualidade como seu meio principal de interpretar a vida, mas considerando-a apenas como uma força física. Ela até mesmo olha para o comportamento sexual para compreender domínios mais elevados da vida, como a arte e a espiritualidade, enfatizando símbolos sexuais ou examinando a vida sexual das pessoas envolvidas nessas buscas para explicar as suas experiências mais elevadas! Esse "reducionismo sexual" deixa escapar a sensibilidade e inspiração mais profunda da alma dentro de nós. Sem dúvida, a sexualidade está aí para todos, mas a verdadeira espiritualidade e a criatividade genuína não são tão fáceis![20]

Simbolismo do linga e da yoni

O Shiva linga representa a energia ascendente da consciência e da vida na natureza. Vemos isso em formas como a montanha, a nuvem negra que prenuncia o trovão, a árvore e o ser humano ereto. Muitos lingas guardados em templos hindus, tal como aquele em Kedarnath, o local mais importante dedicado a Shiva nos Himalaias, são rochas em formatos de pequenas montanhas. Outros lingas são associados com a luz: os lingas do sol, lua e fogo. Existem doze famosos *Jyotir lingas* ou "formas de luz" de Shiva em doze templos especiais por toda a Índia.

O estado de Tamil Nadu, no sul da Índia, tem formas especiais de Shiva linga para os cinco elementos, com lingas da terra, água, fogo, ar e éter, em templos especiais na região. Arunachala, o monte sagrado de

Ramana Maharshi, é o linga de fogo de Shiva, do qual Ramana foi considerado uma manifestação.

Ainda outros Shiva lingas estão associados com ouro ou cristal, os poderes de luz no reino dos metais. O Shiva linga é geralmente descrito em termos de luz, cristal ou transparência. O próprio Shiva é considerado pura luz, ou luz em seu estado primordial indiferenciado,[21] do qual surgem as luzes diversificadas do Sol, da Lua e do Fogo.

O Shiva linga está associado ao triângulo que aponta para cima, que é também o símbolo do fogo. O linga está presente no órgão sexual masculino tanto em plantas como em animais. Mas não devemos ignorar suas outras formas. O culto ao linga é, de maneira mais geral, um culto de pilares, obeliscos, pedras em posição vertical e pirâmides. O culto tântrico do linga está associado ao culto do pilar védico,[22] que tem paralelos por todo o mundo antigo e nas culturas indígenas em geral, que ainda podem perceber os poderes espirituais por trás das formações da natureza.

O Shiva linga costuma ser um pilar de luz. Nos rituais védicos especiais de fogo, o fogo pode ser feito de modo a subir na forma de um pilar, o qual pode adotar a forma de um homem! Na verdade, o termo Dharma originalmente se refere àquilo que sustenta as coisas e pode ser simbolizado por um pilar. O Shiva linga é o pilar universal do Dharma ou Dharma linga. O pilar é também um símbolo interno que indica a coluna ereta e a mente concentrada.

Em termos de nossa natureza humana, existem diversos lingas ou marcas características. A força do prana é o linga ou força do pilar que sustenta o corpo físico, de acordo com as correntes que emanam dela. Este é o *Prana Linga* interior. Nossa inteligência mais profunda ou Buddhi nos proporciona o poder da percepção intuitiva para discernir realidades superiores, o *Buddhi Linga.* O Atman, ou Eu mais elevado é o linga fundamental ou força determinante da nossa natureza que permanece constante e elevado (transcendente) por toda a nossa experiência de vida, o *Atma Linga.*

A Shakti yoni é a força horizontal complementar à força vertical do Shiva linga. A yoni é o vale em relação às montanhas; o prado, comparado às florestas; a água em relação ao fogo; a mulher, ao homem. Em termos geométricos, a yoni é o triângulo que aponta para baixo, que também indica a água, a criação, o fluxo da graça, Soma ou néctar. A yoni está presente como o órgão sexual feminino em plantas e animais como o poder do útero. A yoni da Deusa é venerada no grande templo de Kamakhya no estado de Assam no nordeste da Índia, onde uma fonte especial de água flui numa pequena coluna perto do grande Rio Brahmanputra.

O culto da yoni é parte do culto maior dos círculos sagrados e círculos de pedras que, juntamente com as pedras eretas, são encontradas por toda parte no mundo antigo. Stonehenge na Inglaterra, e outros locais sagrados semelhantes que possuem pedras eretas formadas em grandes círculos, mostram a união do linga e da yoni ou dos princípios cósmicos masculino e feminino. Eles refletem a religião universal dos dois poderes que os hindus chamam de Shiva e Shakti.

A verdadeira yoni interior é a caverna ou pequeno espaço dentro do coração (dahara akasha) no qual o universo inteiro habita e que sustenta o fogo interior mais profundo dentro de nós e as próprias fontes da vida. Fundir a própria mente nessa yoni do coração é mover-se através de toda criação até o Absoluto além, é renascer no Supremo!

O linga e a yoni sempre andam juntos, primeiro de tudo no nível dos opostos. O linga com a yoni por baixo dele mostra a união das energias masculina e feminina, não apenas na sexualidade, mas também como forças eletromagnéticas, com as correntes da Shakti circular entrelaçando o linga ainda aprumado, como um transformador elétrico de energia. Cada qual serve para apoiar e sustentar o outro.

O linga em seu movimento cria uma yoni, assim como o ponto em seu movimento cria um círculo. Podemos ver isso no movimento circular das estrelas, dos planetas e das nebulosas, bem como em muitos outros fenômenos diversos no mundo da natureza. O corpo luminoso central é o linga e seu campo de rotação é a yoni. Os planetas formam uma yoni ou círculo conforme giram em torno do Sol, o linga do sistema solar, ou seu princípio central, ou eixo. Contudo, o próprio Sol está girando em torno de outras estrelas e criando uma yoni ou círculo próprio.

Unir o linga e a yoni não é apenas uma questão de sexualidade, mas de unir a força centrífuga (linga) com a força centrípeta (yoni), ou de unir a força elétrica de Shiva com a força magnética (de atração) de Shakti. É unir o centro com a periferia, de modo que o Uno e o Infinito se fundam numa única experiência.

O linga e a yoni estão unidos no chakra ou roda, na qual o linga é o eixo e a yoni é a circunferência. O emprego hindu dos chakras no ritual e na arte também reflete a união desses dois poderes. Do mesmo modo, cada chakra do corpo sutil mostra a união das energias de Shiva e Shakti, operantes em seu nível particular de manifestação. Existem diversos outros lingas e yonis nos chakras que sustentam as chaves internas das energias yogues.

A própria coluna é um Shiva linga interno, por meio da qual fluem correntes da Shakti. Ou, de uma outra perspectiva, Shiva e Shakti são as duas correntes de energia através da coluna, com a força de Shiva seguindo um movimento ascendente e concentrado e a força de Shakti, um movimento horizontal, circular e descendente. Juntos, eles formam os vários lótus dos chakras como uma espiral de energias.

O linga, a yoni e o yantra

O linga e a yoni são parte de um simbolismo matemático maior que está incorporado na figura do *yantra,* os artifícios geométricos de meditação do Tantra Yoga. Cada divindade tem seu próprio yantra para culto, que representa o seu corpo sutil, em oposição a sua forma humana visualizada que representa seu corpo bruto. O yantra também indica o padrão de energia criado por seu mantra.

A forma mais básica do yantra é uma estrela de seis pontas, em que a força de Shiva é o triângulo que aponta para cima e Shakti, o que aponta para baixo. Esses triângulos também são formas do linga e da yoni. O *Sri Yantra,* o mais elaborado dos yantras, combina cinco triângulos que apontam para baixo (representando Shakti) e quatro triângulos que apontam para cima (representando Shiva).

Em uma forma tridimensional, o Sri Yantra é a montanha cósmica, *Monte Neru,* a montanha central do mundo e a montanha da coluna. Em termos de formas de luz, o Sri Yantra representa a Lua e o chakra da coroa, no qual ocorre a união mais elevada de Shiva e Shakti, distribuindo a bem-aventurança a todo o nosso ser. É essa união interna de Shiva e Shakti que é o objetivo real da prática.

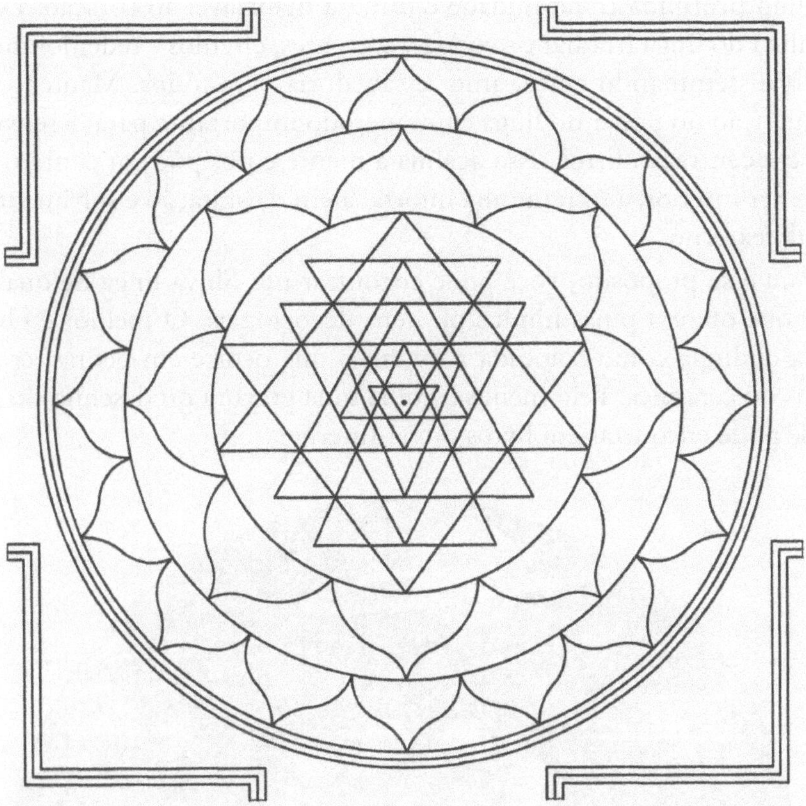

Os yantras estão presentes no mundo da natureza como as formas cristalinas nos minerais e flocos de neve. A geometria fractal reflete a visão do yantra em termos matemáticos, estendendo-se através de tudo o que vemos. O universo consiste em uma rede pulsante de forças cósmicas, das energias de Shiva e Shakti, que criam diversos padrões geométricos, por meio dos quais todas as formas são estruturadas. O universo é um grande yantra de incrível poder e complexa beleza que podemos contemplar para sempre.

Experiência meditativa do linga e da yoni

A experiência do Shiva linga na meditação yogue é a de um pilar de luz, energia, paz e eternidade, expandindo a mente, abrindo o olho interior e trazendo profunda tranquilidade e firmeza inabalável ao coração. Da luz cristalina do linga irradiam-se ondas, correntes, círculos e redemoinhos de Shakti disseminando graça, amor e sabedoria para todos. Manter a própria atenção no poder do linga é um método importante para desenvolver uma concentração firme. Isso acalma a mente e nos põe em contato com nosso Ser interior, a testemunha imortal além da agitação e sofrimento do mundo externo.

Para esse propósito, você pode encontrar um Shiva linga de qualquer lugar que ofereça pujas hindus ou itens devocionais. O melhor é obter a forma de linga como colocada na yoni, o que ocorre em pedras, cristais, metais ou cerâmica. Pelo menos escolha uma gravura ou desenho do linga que se pode encontrar em livros ou na Internet.

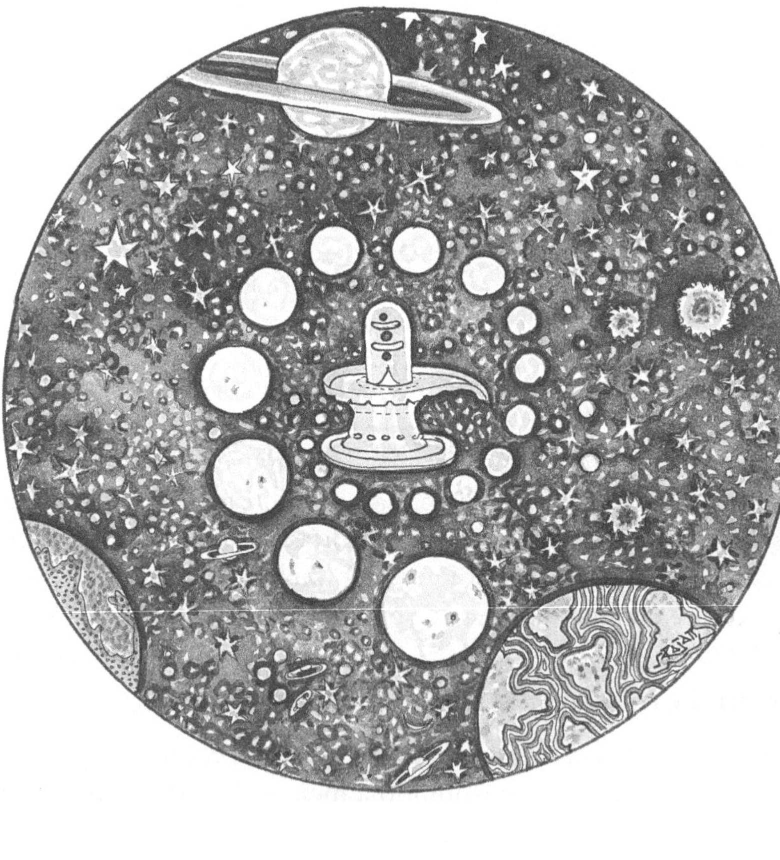

Visualize esse Shiva linga com sua base circular yoni em seu coração e o linga cônico estendendo-se para cima até sua cabeça, abrindo e firmando todos os centros superiores de consciência dentro de você. Você pode usar o mantra ***OM Namaḥ Śhivāya,*** *para ajudar nesse processo, conectando com a energia de Shiva por trás de tudo o que há.*

A sexualidade humana é uma das muitas manifestações das forças cósmicas da dualidade, de uma sexualidade Divina maior, por assim dizer, que transcende toda existência humana. Devemos aprender a ver a energia cósmica por trás da sexualidade humana, em vez de reduzir os simbolismos espirituais às nossas próprias inclinações físicas e emocionais. Este é um outro aspecto do Yoga no qual devemos olhar além da nossa psicologia humana, para a consciência universal, se quisermos transcender nossas limitações humanas. Então poderemos ver a dança de Shiva e Shakti como um amor divino do espírito e da natureza através e além de toda dualidade.

A menos que tenhamos meditado com profundidade sobre o linga e a yoni como poderes duais divinos por trás de toda existência, manifesta e não manifesta, ainda não teremos desenvolvido uma compreensão real do Yoga. Devemos aprender a descobrir a união divina dos grandes poderes cósmicos duais em tudo o que vemos ou imaginamos.

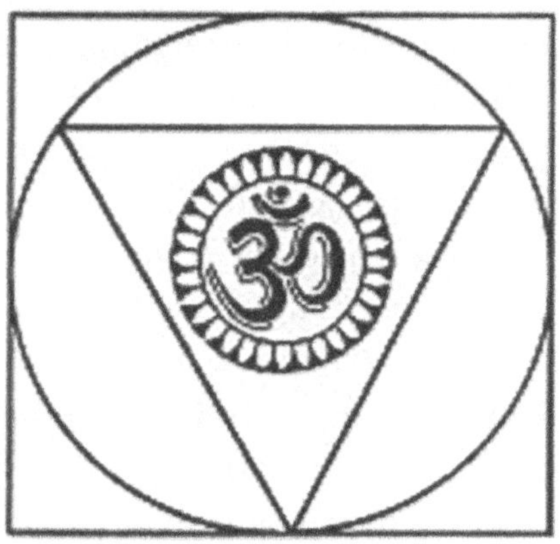

Parte Dois

Trabalhando com a Shakti Universal

Sustentando o universo inteiro através de sua natureza difusa
que não tem forma, o raio de Shakti gera som no
Vazio, respirando sua energia, e resplandece.
A Deusa é essa força de raio por meio de uma radiância sutil. Como a
Mãe de todas as coisas, ela vivencia todos os modos de ser no universo.
Ganapati Muni, *Prachanda Chandi Trishati*, 235-36

Esta seção do livro examinará Shakti como o poder cósmico por trás das forças da natureza, a mente, as emoções e os sentidos e na prática de Yoga. Serão explicadas várias técnicas de meditação para se trabalhar com a Shakti, de modo que o leitor possa aprender a lidar com a Shakti em sua própria experiência diária e percepção de momento a momento.

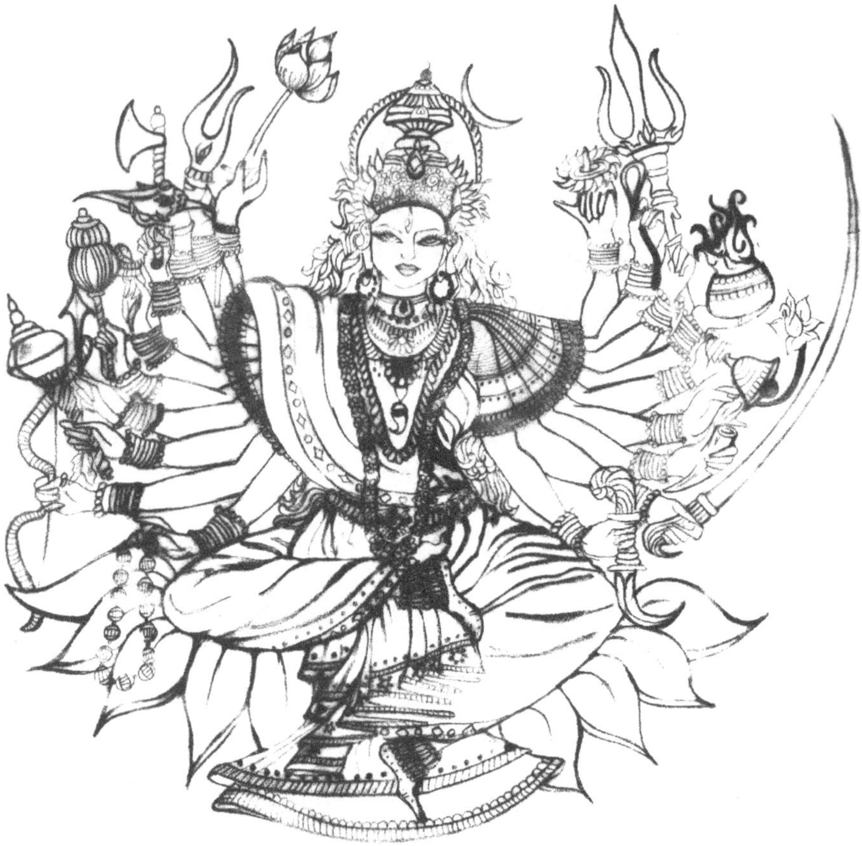

Mahadurga

A Primazia da Shakti

O objetivo último da vida humana é a libertação do espírito – chamada *Moksha* em sânscrito – a compreensão do Eu Puro ou Brahman além do tempo, espaço e karma. Apenas nesse Eu Puro existe a liberdade completa e duradoura, a paz e a felicidade. Essa verdade suprema é tornada clara em inúmeros ensinamentos yogues importantes, desde o tempo dos *Vedas* mais antigos até os grandes gurus da era moderna.

Esse objetivo supremo da pura união não é difícil de descrever e a busca por ele é algo que todos conhecemos no fundo do nosso coração, onde buscamos a unidade com o universo inteiro. Entretanto, a questão importante e difícil que surge é: como podemos chegar lá? De que maneira nós podemos alcançar o Eu Supremo e a Existência Absoluta? Esse Eu puro está tão distante da nossa experiência comum que é necessário uma mudança radical de todo o nosso modo de vida para sequer começar a se aproximar disso.

O Brahman Absoluto é destituído de qualidades, além da ação e sem nenhum desejo. É extremamente difícil de acessar até mesmo por aqueles que, de maneira genuína, têm as mentes mais perspicazes e os estilos de vida mais puros. Além disso, Brahman está além de todos os caminhos, inacessível por todos os esforços ou por qualquer empenho. Está fora do tempo, espaço e causação e não pode ser produzido por nenhuma ação. A própria pessoa que o busca deve desaparecer antes de encontrá-lo. Contudo, mesmo cultivando o pensamento da supremacia de Brahman não nos conduz até lá e nem mesmo garante que estamos na direção certa!

Apenas se nossa mente puder concentrar-se totalmente dentro do coração nós poderemos conhecer Esse Ser Supremo. Aqueles cuja mente é clara e focada internamente podem, com certeza, entrar no Brahman sem forma sempre que quiserem. Mas se houver qualquer desejo não realizado dentro de nós, não poderemos alcançá-lo, ou se o conseguirmos, não poderemos permanecer nesse estado. O problema é que estamos cheios de desejos, mesmo quando nossa mente é forte e sutil. O desejo é a essência de tudo o que fazemos e a própria força subjacente da nossa vida.

Nós não vivemos em Brahman, no não manifesto além do tempo e do espaço, mas no reino manifesto da experiência de vida, repleto com suas energias, atrações, aversões, rejeições e apegos. Em nossa mente e emoções comuns, nós somos o produto do tempo e do espaço e não podemos pensar fora deles. Somos enredados pelo lugar, pessoa, forma e karma como sendo o próprio fundamento da nossa realidade pessoal e social.

Não podemos ir além desse reino manifesto a menos que primeiro possamos reconhecer o seu poder subjacente. Não faz parte da nossa capacidade pessoal ir além do reino no qual existimos, do qual somos uma criação. Apenas o poder que criou esse reino pode nos levar além dele. *Portanto, a pergunta real é: qual é o poder por trás do universo, por trás do nosso corpo e mente, e como podemos trabalhar com ele para alcançar o Supremo?*

O poder real subjacente do universo manifesto é Shakti, a energia da Deusa, que é a força de expressão de Brahman, o Absoluto transbordando a si mesmo no tempo e no espaço. Shakti, como o poder da criação, controla tudo o que ocorre dentro do seu campo. O Brahman sem forma, além da criação, não tem relação com esse reino temporal ou com o que fazemos dentro dele. De seu ponto de vista, nunca houve nenhum nascimento ou morte; não há indivíduo ou cosmos, servidão ou libertação. Até mesmo nossa busca de atingi-lo não tem significado para ele.

Nossas vidas dependem inteiramente de Shakti, que nos concede vitalidade, sentimento e consciência, por meio dos quais colocamos em ação tanto nossas ações externas como nossa prática espiritual interna. Shakti controla todas as manifestações, assim como a eletricidade permite que todos os utensílios elétricos funcionem. Ela governa os processos de nascimento e morte e o desenvolvimento do karma. Ela provê nossas almas de corpos, mentes e os mundos nos quais as vidas serão vividas. Tudo o que comemos, respiramos, percebemos, sentimos ou conhecemos consiste em alguma porção de sua energia, algum aspecto de seus processos dinâmicos que nos cercam de todo lado. Tudo o que buscamos adquirir para o sustento, a felicidade, o conhecimento ou o crescimento é parte dela e deriva dela.

Shakti também controla o curso além da manifestação, o retorno a Brahman. Até mesmo para buscar Brahman, para procurar o que está além da Shakti, devemos trabalhar com a Shakti. Devemos obter um poder especial e uma permissão dela para atingir nosso fim. Shakti nos proporciona a capacidade de meditação e a percepção intuitiva distintiva por meio da qual podemos transcender o tempo e o espaço.

O melhor meio para a realização espiritual, tanto como para atingir todos os objetivos da vida, é cultuar a Shakti, trabalhar com a Deusa e para ela. Não há outro caminho tão eficaz, se é que existe outro caminho. *Se Brahman for o objetivo, a Shakti provê tanto o caminho quanto o poder de percorrê-lo.* Podemos despertar e seguir sua corrente até Brahman, ou permanecer adormecidos sob as diversas tendências que os movem em diferentes direções.

Portanto, a questão não é Brahman, que está além de todas as coisas, mas Shakti, que se manifesta em toda parte. Shakti está em toda a nossa volta, reluzindo em todas as coisas, quer reconheçamos Sua presença ou não. A questão real é *como ganhar a graça de Shakti* – como nos aliar com as Shaktis corretas, para facilitar nosso desenvolvimento como uma alma imortal.

Devemos reconhecer a primazia de Shakti ou poucos entre nós, ou nenhum de nós poderá chegar até Brahman. Até mesmo os grandes yogues dedicados ao Absoluto não dual veneraram a Shakti, como no clássico texto yogue *Tripura Rahasya.* Ou eles tiveram que reconhecer a importância de Shakti, como no caso de Tota Puri, o guru de Ramakrishna, que mesmo depois de sua autorrealização venerava a Mãe.

Todas as coisas são controladas pela Shakti. A Shakti está intimamente conectada a todas as coisas das quais dependemos, tudo o que nos atrai e mantém a vida prosseguindo e se desenvolvendo. Pense nisso com cuidado. O nascimento, a reprodução e a sexualidade se dão por intermédio de Shakti, como poder sexual. A comida e o ato de comer são uma outra atividade de Shakti, como poder de nutrição. A respiração, a vida (Prana), a emoção e as sensações, tudo isso se deve às energias vitais ou Shaktis que lhe dão sustento. Os grandes elementos da Terra, Água, Fogo, Ar e Éter, todos eles são formas de Shakti, que é sua energia subjacente. Os gunas primordiais, ou qualidades da Natureza, de Sattva, Rajas e Tamas são as forças raízes de Shakti. Os nossos sucessos, ganhos, objetivos e realizações em qualquer empreendimento apenas são possíveis por causa da Shakti, ou o poder da realização.

A ciência e a tecnologia desenvolveram muitos métodos novos de trabalhar com a Shakti num nível externo, desde a eletricidade até o poder nuclear, que transformaram a ordem do nosso mundo exterior. Os meios de comunicação de massa constituem uma atividade da Shakti no campo da comunicação, que difundiu a sua rede para cada cidade e aldeia do planeta. A própria Terra, com a sua rica diversidade de formas de vida, é o campo biológico da Shakti, como a terra com suas energias, texturas e ecossistemas. As estrelas do além são meramente o lampejo da Shakti cósmica, através da expansão ilimitada de espaço. Até mesmo as partículas subatômicas estão vivas com as forças poderosas e sutis da Shakti, que foram a matriz a partir da qual elas dançam.

Todas as coisas com as quais estamos vinculados ou envolvidos são formas da Shakti ou estão radicadas na Shakti. Seja o que for que amamos, buscamos ou desejamos é algum aspecto da Shakti que dota as formas de cor, beleza, charme e deleite. Não é o objeto, pessoa, lugar ou experiência em si mesmos que constituem a fonte verdadeira do nosso fascínio, mas a energia, *rasa* ou essência que reflete a operação da Shakti por meio deles. Estamos sob a fascinação de Shakti, de um modo ou de outro, quer o reconheçamos ou não.

Não podemos superar nada sem antes honrar a Shakti subjacente, o que significa tocar sua energia essencial na consciência. Não conseguimos renunciar a nada que realmente nos atraia, por mais que tentemos. Mas podemos reconhecer a Shakti por trás e nos concentrarmos nela, movendo-nos além das limitações da forma. É assim como a abelha que reúne o pólen e não se lembra da forma ou contorno da flor do qual ele veio. A Shakti dentro de um objeto individual ou de uma experiência é, em última análise, a mesma Shakti por todo o universo.

Não podemos sair do domínio da Shakti, a menos que possamos reconhecer e honrar a Shakti que está tanto neste domínio como além – a menos que ela decida. Se ela não estiver disposta, nossos esforços serão vãos. Se ela estiver disposta, então seremos guiados pelo caminho e ela própria nos conduzirá para a frente. Podemos seguir o seu fluxo e não precisaremos mais calcular ou abrir nosso caminho à força; em vez disso seremos impelidos por sua graça. Contudo, para que isso ocorra, devemos primeiro aprender a descobrir o movimento de Shakti dentro de nós mesmos, que é o poder interior da alma de buscar a verdade.

Shakti é o caminho para a Divindade ou Brahman. Se você quiser praticar Yoga, deve despertar a Kundalini Shakti para que ela possa fazê-lo prosseguir. Se você for um devoto de Deus ou da Deusa em qualquer forma, deve fazer com que a Shakti desta devoção o conduza adiante. Para que qualquer ritual, mantra ou meditação funcione, a sua Shakti deve ser invocada em primeiro lugar para lhe dar poder. Até mesmo a realização do Eu apenas é possível através da graça da Shakti e o seu *Buddhi Shakti*, ou poder da inteligência, por meio do qual a discriminação espiritual opera.

Nessa Shakti original não existe dualidade entre o universo manifesto e o Absoluto não manifesto. É a mesma Shakti em suas modalidades ativa e inativa. A Shakti Suprema mantém o Brahman disforme no mundo da forma, não porque o limite, mas pelo transbordamento da sua dança. Quer um devoto venere a Shakti para seu lar e felicidade, ou para a libertação superior, é a mesma Shakti em diferentes níveis que estamos invocando.

Se você quiser mudar o mundo por intermédio da ação política, você deve primeiro obter a Shakti ou poder para fazer isso. Sem essa Shakti divina, integrativa e transformadora, qualquer reforma ou revolução social que seja iniciada apenas terminará em mais conflito, violência e confusão.

Se você quiser ser um grande artista, precisará da capacidade correspondente, ou Shakti, o poder e a aptidão nesse campo da arte. Tudo tem a sua Shakti característica, que contém não apenas a energia, mas o segredo para a sua manifestação, como o DNA, tanto a motivação como a energia necessária para fazê-lo existir.

Assim, em relação a quaisquer práticas espirituais que você escolha fazer, ou qualquer coisa que busque na vida, não se esqueça da primazia da Shakti e você nunca se perderá. A Shakti interior reunirá todas as Shaktis externas e o conduzirá até o seu objetivo verdadeiro.

Shakti Enquanto Energia Cósmica

A Deusa contém todas as forças, tanto da natureza (Prakriti) como do espírito (Brahman), tanto do mundo da criação no tempo e no espaço como do Absoluto além de toda manifestação. Todos os poderes estão radicados em *Parashakti*, a "Shakti Suprema", a energia bem-aventurada da consciência, *Chidananda*. É por meio da bem-aventurança que a consciência expressa a si mesma e dá origem a toda a criação. Esta não é apenas uma afirmação filosófica, mas algo que podemos sentir dentro de nós mesmos. É a nossa bem-aventurança ou alegria que nos motiva no nível mais profundo do nosso ser, sem a qual nós não queremos nem mesmo nos mover!

Parashakti tem muitos nomes e pode ser indicada por diferentes Deusas em suas formas transcendentes. Ela é venerada não só como *Lalita* (aquela que brinca), *Rajarajeshvari* (a rainha de todos os poderes predominantes), *Tripura Sundari* (a beleza dos três mundos), *Kamakshi* e *Kamakhya* (aquela que tem olhos adoráveis), mas também como Kali, Tara e Lakshmi. Todas as Deusas são as suas manifestações.

A Shakti Suprema é *Chit-Shakti*, ou o poder da consciência que transcende e é subjacente tanto a *Prakriti* (natureza manifesta e seus processos) como a *Maya* (o poder mágico da criação). Chit-Shakti, o poder da consciência, opera através de Maya como o poder de conceber, imaginar e medir o mundo na Mente Cósmica. Esse poder de Maya se desenvolve em forma através de Prakriti, o processo da natureza e suas leis e ritmos inerentes através dos gunas, elementos e pranas, segundo os quais tanto os mundos como as criaturas vivas são estruturadas. [23]

Contudo, o próprio poder da consciência também entra no mundo como a força oculta por trás da evolução da vida e da mente. A natureza opera segundo uma Shakti secreta para desenvolver a matéria em vida, mente e inteligência, dirigindo a alma através de estágios, até seu objetivo último da autorrealização. Além dessa "Shakti evolutiva" básica, existem "Shaktis de desenvolvimento" específicas, relativas às grandes forças da natureza, desde os inúmeros poderes do universo físico até aqueles da psique. Uma energia espiritual viva permeia e dirige todas as coisas. Se nos abrirmos à sua presença, poderemos descobrir a beleza, a maravilha e o deleite em toda parte!

A Deusa como tempo, espaço e karma

Parashakti manifesta-se através dos três poderes cósmicos do tempo, do espaço e da ação (kala, desha e karma). A maioria de nós olha para o tempo, espaço e causação de uma maneira abstrata, como se fossem meros conceitos necessários para estruturar a nossa experiência. Considerá-los como formas da Deusa pode ser difícil, mas quando compreendermos o universo como uma manifestação da Pura Consciência, poderemos fazer isso com facilidade. O tempo, o espaço e a ação são a vida, o corpo e o movimento do Supremo.

Kala Shakti quer dizer o "poder do tempo", que é personificado como a Deusa Kali. O poder do tempo tem a capacidade de criar, sustentar e destruir todas as coisas. Ele dá origem ao nascimento, nutrição, crescimento, amadurecimento, maturidade, declínio, decadência e morte. Suas diferentes facetas se manifestam de acordo com os períodos, estágios, fases e estações da vida. Toda a vida consiste num entrelaçamento dos ritmos do tempo através da criação e da destruição, juntamente com um crescimento interior e a evolução da consciência que continua através de todas as mudanças externas de forma na espiral de Shakti.

O modo principal de ler os efeitos de Kala Shakti é por meio da astrologia védica, a ciência do tempo e da luz, especialmente em relação à astrologia mundana (muhurta), que é a forma de astrologia utilizada para julgar as influências diárias das estrelas. As influências astrológicas diárias ou Muhurta, reveladas pelo calendário hindu ou *Panchanga*, indicam as forças do tempo operando em qualquer dado momento e a maneira de fazer o melhor uso do seu potencial. É como um noticiário sobre o tempo, interior ou cósmico, por assim dizer.

A melhor maneira de honrar Kala Shakti entre as Deusas é venerar Kali, especialmente em sua forma de Mãe Eterna. O tempo surge do Prana ou força de vida de Shiva. O aspecto amoroso do prana de Shiva faz Kali nos guiar de volta para a nossa fonte no eterno. O poder de Kali opera através do tempo e suas transformações, para nos levar além do tempo até o infinito.

Desha Shakti é o poder da direção ou disposição no espaço. Diferentes localizações no espaço proporcionam não apenas um local de operação, mas constituem um reino específico de experiência ou *Loka*. A própria Terra é um tal reino, com seus poderes, qualidades e influências particulares, relativas às suas montanhas, vales, planícies e costas. A região da Terra em que vivemos é ainda mais específica, com variações locais de terreno e clima. Ainda mais específica é a casa em que residimos, que tem a sua própria orientação direcional e situação relativa ao solo.

Vastu, a ciência direcional védica, é o meio de conhecer os poderes da localização e ajustar nossa vida de acordo com eles. Vastu nos mostra como orientar nossas casas, construções e templos de maneira adequada, de modo que possamos trazer as melhores influências espaciais possíveis e evitar aquelas que possam ser prejudiciais ao nosso bem-estar.

Muitas Deusas estão relacionadas ao espaço, mais notavelmente *Bhuvaneshvari*, a Deusa como Rainha dos mundos, a Deusa como matriz do espaço que cria e governa todas as coisas. Kali também representa o espaço primordial ou útero da criação. O tempo cria o espaço como seu campo de manifestação.

Karma Shakti é o poder da causação por meio do qual os eventos ocorrem no continuum do espaço-tempo. O karma é inerente tanto ao movimento do tempo como à estrutura do espaço. O tempo é o movimento do karma e o espaço é o estágio que o karma cria no qual ele desenvolve seus padrões. Tempo e karma estão intimamente relacionados, de modo que a Deusa Kali governa os dois. Ela representa o desejo a partir do qual nosso karma surge que é, em última análise, o desejo de compreender a verdade Absoluta.

O gráfico védico de nascimento (o aspecto "jataka" da astrologia védica), lido corretamente, mostra como o nosso karma tende a se manifestar durante o movimento de nossa vida, desde seu potencial primário no nascimento até suas expressões diferentes através de vários períodos planetários ou *dashas*. A astrologia védica também provê um meio de alterar o karma, basicamente por meio da veneração de divindades planetárias, mas também por meio do uso de pedras preciosas planetárias especiais.

Ganesha é a divindade que tem o pleno conhecimento de todos os karmas e também fornece as ferramentas necessárias para mudá-los. Mudar nossos karmas requer não apenas os fatores externos, como a orientação adequada no tempo e no espaço, mas também nossas próprias ações de ritual, yoga e meditação para nos levar à harmonia com as forças universais. A esse respeito, Ganesha é o principal filho da Mãe, o filho de Shakti, que trabalha para proteger as forças dela e guiar a sua transformação. Ganesha deveria sempre ser lembrado como o Senhor do universo e como a inteligência cósmica que projeta o poder da Mãe Cósmica. Sua cabeça de elefante porta toda a sabedoria e poder da natureza.

Shakti e as energias elétricas

Enquanto força energética, Shakti é referida como *Vidyut-Shakti,* que literalmente significa "raio", mas indica todos os poderes elétricos energizadores da matéria, da vida, da mente e da consciência. Um outro termo sânscrito é *Tadit,* um termo tântrico comum para Shakti.

A luz cria o espaço como o seu campo de atividade e permanece inerente no espaço como o potencial de todas as outras energias. A forma mais elevada de Vidyut é essa energia universal oculta no espaço, apenas uma porção da qual é ativada para a criação do universo. É a partir dessa Vidyut Shakti original do espaço que surgem todas as outras Shaktis. Esse poder de raio transcendente põe em movimento a Palavra Divina ou vibração **OM** (Pranava) por meio da qual todos os processos no universo são gerados. Ela ativa a força da vida ou Prana num nível universal. Sua manifestação é a exibição mais bela e sutil de clarões cintilantes, tecendo amor e luz em ondas de êxtase e graça.[24]

O raio também se manifesta por intermédio das nuvens, não apenas nuvens de chuva na atmosfera, mas nuvens de estrelas no espaço, a espiral das nebulosas. Enquanto energia elétrica, o raio flui através da água. Enquanto energia de vida, bioeletricidade ou prana, ele flui através da água dos fluidos corporais nas criaturas, o plasma e o sangue. O raio está também oculto nas montanhas ou formas mais densas de matéria, como as correntes de força dentro da Terra e seu campo magnético.

Muitas formas diferentes de Deusas podem ser compreendidas com base na associação de Shakti com o raio. A Deusa está relacionada à nuvem ou montanha (com a nuvem como a montanha do céu), através da qual o raio surge. Como a "filha da montanha", ela é chamada de *Parvati.*

O raio está relacionado com a queda da chuva e, em si mesmo, se assemelha a uma corrente ou cachoeira de luz, provocando uma descida da graça dos planos mais elevados. As Deusas da água e do rio, que são comuns no pensamento hindu, refletem a força do raio nas águas. Elas incluem *Ma Ganga*, que simboliza o raio do rio do céu e *Sarasvati,* que indica o lago da montanha da contemplação e as águas da Lua.

Podemos identificar o aspecto de raio da Shakti com o eletromagnetismo como uma força cósmica e origem de todos os poderes do universo. Parashakti é a suprema força eletromagnética em ação em todas as coisas. Contudo, ao fazer isso, estamos usando o termo em um sentido mais amplo e simbólico do que na física moderna. Estamos usando-o em referência às forças de atração e propulsão por trás de todas as forças do corpo, da vida, da mente e do espírito.

Vidyut Shakti é a energia básica transformadora e cataclísmica por trás desse universo mágico. O universo inteiro é uma obra artística do raio supremo em sua atividade multidimensional e de transformações. Desde o Big Bang que criou o universo até a formação de supernovas na galáxia, aos cometas e meteoros no sistema solar, aos furacões, tornados e erupções vulcânicas na Terra, essa força de raio é sempre ativa, causando mudanças súbitas que deixam marcas duradouras no mundo.

Essa suprema energia do espaço é simbolizada pela Deusa Kali, que governa a Shakti e tem relação com Vidyut ou a energia elétrica. Ela é o raio que surge da nuvem de chuva azul-escura ou da expansão do espaço infinito azul-escuro. O aspecto elétrico de Shakti é ativado num nível interior por meio do seu mantra **Krīm**, que tem um efeito estimulante e energizador na mente e no sistema nervoso.

Essa força elétrica primordial é forte ou até mesmo ríspida em ação, mantendo sem cansar tudo no universo se movendo no caminho certo em direção ao seu objetivo. A um nível interior, ela cria consciência e percepção, vida e respiração, por meio dos quais um corpo material pode se tornar um ser consciente.

Todavia, essa energia elétrica original também tem um aspecto de atração. O aspecto magnético complementar da Shakti é chamado de *Akarshana-Shakti* ou "o poder da atração". Além das forças magnéticas, ele está relacionado ao poder da gravidade que dá sustentação ao universo e ao poder do amor num nível psicológico, que serve para unir todas as criaturas.

A força magnética universal é simbolizada pela Deusa Sundari, a Deusa da beleza, amor e deleite – o aspecto da bem-aventurança da consciência, que atrai tudo de volta para si. Seu mantra tem um efeito de atração e consolidação, magnetizando a nossa natureza para a verdade suprema e a luz. É a força de equilíbrio no universo, que impede que a energia elétrica se torne agitada ou dispersa demais. Ela garante que as correntes elétricas da nossa vida aos poucos nos levem de volta para a nossa origem e meta no Divino.

Akarshana Shakti mantém os objetos em sua forma como nos contornos esféricos dos corpos celestes e a capacidade destes de manter as suas posições no espaço. Ela nos mantém firmes em nosso corpo e mente e provê uma continuidade por meio das mudanças em nossa vida. Ela nos faz buscar união com os outros e nos integra com o nosso ambiente mais amplo.

Contudo, essas duas forças ou Shaktis (vidyut e akarshana) são uma só enquanto eletromagnetismo no sentido mais amplo. A eletricidade cria o magnetismo por intermédio da polaridade e da dualidade pelas quais opera. Nós somos naturalmente atraídos por aquelas pessoas ou acontecimentos nos quais existe uma maior expressão energética ou movimento. De modo inverso, o magnetismo cria uma força elétrica para unir as coisas. É essa ação de unificação, como na sexualidade, que causa a maior energia elétrica. As duas forças são como atração e repulsão, cargas positivas e negativas, que dependem umas das outras e são, em última análise, uma força em uma manifestação dual.

Os dois mantras, **Krīm** para a força elétrica cósmica e **Klīm** para a força de atração cósmica, também são muito próximos na forma, diferindo apenas numa única letra. A letra **Ka** indica desejo, ação e prana. A vogal **I** dá luz, direção, motivação e energia. A diferença entre os dois mantras reside nas semivogais. A semivogal **Ra** indica o elemento fogo e cria a combustão, enquanto **La** indica o elemento terra e torna possível a coesão.

Energias Solar e Lunar

A luz é a força dominante no universo e tem relação com o eletromagnetismo, que é a energia da luz. De uma outra perspectiva, a Shakti é dupla, como as forças do Sol e da Lua ou as energias solar e lunar, as quais indicam os poderes mais abrangentes da luz como projeção e reflexão, não apenas o Sol e a Lua como corpos celestes.

As energias solar e lunar relacionam-se com os poderes do dia e da noite, que podem representar as fases de luz e de sombras de todos os ciclos do tempo. A luz do dia projeta uma força ativadora e elétrica, impelindo-nos a fazer coisas. A noite cria uma força nutritiva e atraente, que nos leva a um estado de introversão e descanso.

A energia solar reflete o poder elétrico ou ativo da luz e é quente, estimulante e motivadora. Entre as Deusas ela é simbolizada por Bhuvaneshvari, a Rainha do Mundo, e seu mantra **Hrīm**, que aumenta a energia solar ou o aspecto projetivo da luz.

A energia lunar reflete o poder magnético ou atraente da luz e é refrescante, nutritiva e calmante. Ela é simbolizada pela Deusa Lakshmi e seu mantra **Śrīm**, que aumenta a energia lunar ou o aspecto reflexivo da luz.

Dentro do corpo, a energia solar é o prana, ou a força vital que nos motiva e ativa. A energia lunar é a mente (manas) no sentido mais amplo, nossa capacidade de reflexão, contemplação, sentimento e atração. A energia solar domina o lado direito do corpo e o fluxo da respiração através da narina direita, ao passo que a energia lunar domina o lado esquerdo do corpo e o fluxo da respiração através da narina esquerda.

Agni e Soma: Energias ardente e aquosa

Shakti é também dupla em sua manifestação como *Agni* e *Soma*, um conceito que inclui mas vai além das nossas ideias comuns sobre o fogo e a água, aos quais esses termos se referem externamente. Agni e Soma indicam todas as dualidades primordiais como sol e lua, eletricidade e magnetismo, conhecimento e devoção, macho e fêmea. Em termos gerais, o fogo é mais elétrico e a água, mais magnética, mas os dois também representam uma maior densificação de energia por meio dos cinco elementos.

Em um nível mais elevado, Agni é o poder perceptivo da consciência e Soma é o poder reflexivo. A meditação consiste nas dinâmicas entre os dois. Tanto Shiva como Shakti são *Agni-Somatmakam* ou "da natureza tanto de Agni como de Soma" e têm suas formas ardentes e aquosas, duras e suaves ou Agni e Soma. Agni e Soma são importantes como os chakras da raiz e da coroa da energia yogue, sustentando toda a consciência superior entre eles.

O Soma, como a água, é refrescante, criativo, nutritivo, restaurador e revitalizante. Entre as grandes Deusas, ele é simbolizado pela Sundari, a Deusa da beleza e deleite. O mantra dela, **Klīm**, que reflete o poder umectante da água, bem como o poder de atração, ajuda a desenvolver o Soma dentro de nós. Um outro mantra importante para o Soma é o mantra de Lakshmi **Śrīm**, que representa o poder luminoso da água, sua capacidade de refletir, como a luz da lua, que transmite devoção e deleite.

Agni enquanto fogo é aquecedor, destruidor, estimulante, ativador e transformador. Entre as grandes Deusas, ele é simbolizado por Durga, a Deusa da proteção e poder e seu mantra **Dūm** funciona como um incêndio na floresta para remover a negatividade. Talvez a Deusa mais ardente seja Bhaivari e seu mantra **Hsklrīm**, que representa um fogo crepitante, intenso e fora de controle, em seu movimento desde as profundezas até as alturas. Agni também pode ser invocada pelo mantra de Shiva **Hūm**, que energiza o calor de prana. Esse mantra também se relaciona a várias deusas ígneas como Tara e Chinnamasta.

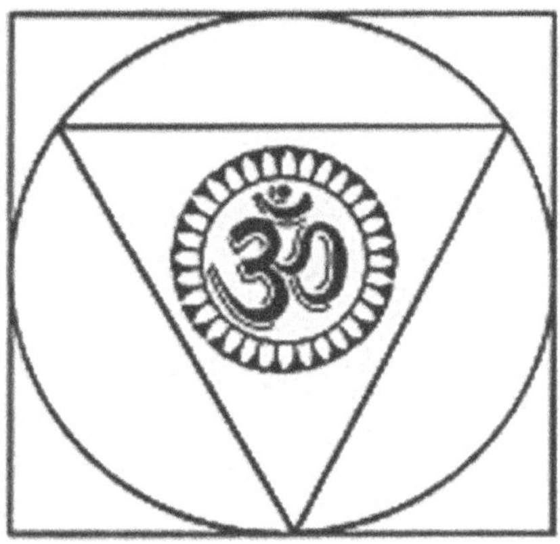

Meditação nas Shaktis da Natureza

A natureza forma uma rede complexa de processos maravilhosos em uma vasta exibição de atividades nos níveis físico, biológico e psicológico. Seja a complexidade do cérebro, as operações das partículas subatômicas ou o funcionamento dos quasares, um poder infalível e uma inteligência ilimitada estão presentes e excedem a nossa capacidade de calcular ou até mesmo de conceber. Por meio da prática do Yoga Interior, podemos aprender a lidar com esse poder universal "a partir de dentro", para transformar a natureza da nossa própria consciência, do mundano ao transcendente.

A filosofia do Yoga olha para o mundo da natureza de acordo com o conceito de *Prakriti*, que significa o "processo, modelo ou modo de ação primordial", por meio do qual a ordem cósmica emana. Prakriti, enquanto ordem do mundo observável, forma um contraste com o *Purusha* ou Eu supremo, enquanto consciência observadora de fundo. Por esse motivo, existe uma tendência de reduzir a Prakriti a algo meramente material, embora ela seja muito mais sutil até mesmo do que a mente que é o seu produto.

Prakriti se manifesta por meio da "Inteligência Cósmica", chamada *Mahat Tattva* na filosofia do Yoga, que é a primeira das suas criações que desenvolve as energias, arquétipos, qualidades e elementos fundamentais, segundo os quais os mundos são estruturados. Em um nível biológico, a Prakriti desenvolve os corpos dos seres vivos através dos órgãos dos sentidos, órgãos motores e poderes da mente inerentes às suas energias. A Prakriti tem suas próprias Shaktis ou poderes especiais em diferentes níveis, por meio dos quais podemos entender e dominar todos os seus processos.

As Shaktis dos três gunas

A Prakriti consiste em três *gunas* ou "qualidades primordiais" de manifestação, que são as energias mais fundamentais que a compõem. Estas são *Sattva*, que significa equilíbrio ou luz, *Rajas,* que indica agitação ou energia e *Tamas,* como inércia ou matéria. O universo consiste na interação desses três gunas em diversos níveis.

Os gunas não são apenas princípios abstratos, mas contêm os poderes originais da criação, preservação e destruição que operam no universo. Os gunas são os mais sutis e belos de todos os fenômenos, a própria essência de todas as energias, qualidades, cores e princípios. Tocá-los é alcançar a própria matriz de toda criação e sustentar o potencial de criar tudo o que foi, é ou poderá ser – uma profunda experiência mística em si mesma.

Os gunas são as forças mais poderosas que operam dentro de nós e à nossa volta. O Yoga requer que os reconheçamos e honremos, caso queiramos crescer em consciência. Cada um dos três gunas tem o seu poder inerente ou Shakti (Guna-Shakti).

- *Sattva guna* enquanto qualidade de luz tem a *Prakashana Shakti,* o "poder de iluminar", que confere clareza e compreensão à mente, fé e devoção ao coração, equilíbrio e força à força vital e pureza e asseio ao corpo.
- *Rajo-guna* enquanto qualidade de energia tem a *Prerana Shakti,* "o poder de colocar em movimento". Esse poder vitaliza o Prana,

energiza o corpo, estimula a mente e ativa a emoção, mas no processo pode causar perturbação, desequilíbrio e agitação.

- *Tamo-guna* enquanto poder da forma (ou matéria) tem a *Sthambhana Shakti,* "o poder de resistir ou de parar". Isso torna possível a formação do corpo, a manutenção da força vital e a mente no corpo, e o silenciar das emoções por meio do sono, mas pode ser uma força de inércia, obstrução e resistência.

Quando compreendemos as Shaktis dos três gunas, podemos dominar a fundo todas as forças no universo. Desenvolver Sattva como a luz interior da discriminação é a chave para dominar Rajas e Tamas. Contudo, nós precisamos do poder de Rajas para tornar ineficaz a inércia de Tamas e da estabilidade de Tamas para impedir que Rajas se torne por demais agitado. Cada guna tem o seu lugar, embora sob o domínio de Sattva. Rajas é a força criativa que coloca as coisas em movimento. Sattva é a força de equilíbrio que sustenta as coisas em ação. Tamas é a força destrutiva que conduz as coisas ao seu término.

A Deusa da sabedoria, *Sarasvati*, representa a qualidade de Rajas como o poder da criação. *Lakshmi*, a Deusa da prosperidade, representa Sattva como o poder do equilíbrio. *Kali,* a Deusa do tempo, representa Tamas enquanto força que conduz todas as coisas a um fim. Todavia, estes não são os gunas comuns que criam servidão, mas suas formas mais elevadas (Para Sattva, Para Rajas e Para Tamas), que estão integrados no trabalho da Inteligência Cósmica como poderes evolutivos.

Medite sobre a Deusa Suprema de acordo com essas três formas e funções. Essa é a melhor maneira de conhecer e utilizar os gunas.[25] Use a sabedoria de Sarasvati para orientar a sua energia de Rajas de acordo com os princípios dhármicos da inteligência cósmica. Para isso você pode repetir o seu bija-mantra (sílaba seminal) **Aim**. Utilize a harmonia de Lakshmi para fortalecer a qualidade de Sattva dentro de você. Para isso, você pode repetir o seu bija-mantra **Śrīm**. Use o poder de Kali para remover a sombra de tamas e sua inércia. Para isso, você pode repetir o seu bija-mantra **Krīm**. Ou você pode cantar todos os três mantras para a Deusa: **OM Aim Hrīm Krīm** para transformar os gunas dentro de você.[26]

As Shaktis dos cinco elementos

O pensamento yogue considera todas as coisas no universo como um desenvolvimento dos cinco grandes elementos da terra, da água, do fogo, do ar e do éter, que representam as diferentes camadas de manifestação, desde o espírito mais sutil até a matéria mais pesada. Os três gunas operam através dos cinco elementos para formar o mundo externo e sustentar os corpos das almas individuais que nascem dentro deles.

Em relação a Shakti, os elementos indicam diferentes graus de densificação da energia subjacente da consciência. Cada elemento consiste em um estado vibratório particular de energia que mantém um equilíbrio próprio específico. Os cinco elementos têm as suas Shaktis inerentes e suas várias funções. Essas "Shaktis elementais" (Bhuta Shaktis) são a fonte da estrutura, complexidade, textura e beleza dos objetos que percebemos no mundo externo. Elas são as forças que sustentam as formas e energias no universo visível.

- O espaço tem o poder de permear, soltar, desintegrar e dispersar. Ele mantém a força secreta de todos os outros elementos. O espaço é o oceano do potencial de energia elétrica, sua luz interior, da qual tudo no universo é um reflexo.
- O ar tem o poder de colocar em movimento, agitar, sacudir, estimular, secar e enxugar. Ele representa a realização da energia elétrica inerente no espaço, que se manifesta como diversas correntes, nuvens, nebulosas, canais e buracos de minhocas.
- O fogo tem o poder de fornecer calor, cozinhar, amadurecer e ser um meio de transmissão de cor. Ele representa a energia elétrica inerente ao espaço, ativada pelo ar, que se torna luminosa e emana os poderes da luz.
- A água tem o poder de refrescar, umedecer, nutrir e aderir. Ela representa a entropia do fogo, à medida que o calor é perdido e se transforma em frio. Ela tem suas próprias correntes, mais densas que o ar, que podem manter o fogo, o ar, a energia elétrica e, em última análise, a própria energia vital.

- A terra tem o poder de dar apoio, carregar, resistir e sustentar. Ela mantém os outros elementos ocultos, sendo ela mesma seus espaços especiais (cavernas), água, fogo (no núcleo da Terra) e ar (gases dentro da Terra).

As Shaktis dos cinco elementos podem ser veneradas como formas da Deusa como a Deusa Terra, Deusa Água, Deusa Fogo, Deusa Ar e Deusa do Espaço. Quando reconhecemos a Shakti de cada elemento, passamos de sua forma externa para seu poder interior. Quando reconhecemos a Deusa governando cada elemento, ela revelará seus segredos para nós.

Todas as Deusas têm ligações com os cinco elementos como um aspecto de sua manifestação. Elas podem representar um elemento ou princípios que operam com mais de um elemento. Mais comumente, as Deusas têm relação com os elementos femininos do espaço, da água e da terra, que servem para apoiar e conter. Mas as Deusas possuem suas formas ardentes e aquosas também.

Meditação nas Shaktis dos elementos

Medite sobre a Shakti dos elementos e esqueça as suas formas externas. Olhe para as energias do elemento em vez de considerar os objetos compostos por eles. Seguindo esse procedimento, deixe sua atenção se mover além do mundo externo da objetividade e entrar no universo interior da Shakti onde todas as aparências se dissolvem em correntes de consciência.

Meditação nas Shaktis do elemento Terra

Olhe para todos os objetos feitos de terra como manifestações da capacidade criativa do elemento terra. Esqueça as diferenças entre esses objetos feitos de terra e se concentre no poder criativo do elemento terra como a sua essência.

Aprenda a reconhecer o poder subjacente aos diferentes objetos feitos na terra em termos de aparência, forma, densidade, peso, permeabilidade, cor, tamanho, resistência e apoio.

Conserve a energia essencial do elemento Terra dentro de você, especialmente no chakra da raiz (Muladhara) ou terra, usando o bija-mantra para o elemento terra, **Lam**. Seja uno com todas as energias transformadoras da terra no universo. Sinta as forças abundantes da Terra dentro de você a partir dos poderes que constroem as montanhas, que fazem os oceanos, até aqueles que sustentam a vida no solo.

Meditação nas Shaktis do elemento Água

Considere todos os fenômenos feitos de água como manifestações do poder criativo do elemento Água. Esqueça as diferenças entre as formas da água de rios, oceano, chuva, lençol de água, gelo, ondas ou correntes e concentre-se no poder criativo da água como a essência de todas.

Aprenda a reconhecer o poder subjacente por trás das diferentes propriedades da água como frialdade, umidade, natureza coesiva, alimento e oleosidade.

Conserve a energia essencial do elemento Água dentro de você, especialmente no chakra da criatividade (Svadhisthana) ou Água, usando o bija-mantra do elemento Água, **Vam**. Seja uno com todas as energias transformadoras da água no universo. Sinta as forças abundantes da água dentro de você, desde as ondas do oceano, às correntes do rio, à queda da chuva.

Meditação nas Shaktis do elemento Fogo

Considere todos os fenômenos feitos de fogo ou de luz como manifestações do poder criativo do elemento Fogo. Esqueça as diferenças entre os aspectos do fogo como calor, luz e cor, ou suas formas de fogo, sol, lua ou relâmpago e concentre-se no poder criativo do fogo como a sua essência.

Aprenda a reconhecer o poder subjacente por trás das diferentes propriedades do fogo como calor, secura, o poder de amadurecer, digerir e transformar.

Conserve a energia essencial do elemento Fogo dentro de você, especialmente no chakra da energia (Manipura), usando o bija-mantra do elemento Fogo, **Ram**. Seja uno com todas as energias transformadoras do fogo no universo. Sinta as forças abundantes do fogo dentro de você, desde as fogueiras na Terra, aos relâmpagos na atmosfera, até o Sol e estrelas no céu.

Meditação nas Shaktis do elemento Ar

Considere todos os fenômenos feitos de ar como manifestações do poder criativo do elemento Ar. Esqueça as diferenças entre as formas do ar, de vento, nuvens e correntes ou seus vários movimentos, como expansão e contração, ascensão e descenso. Concentre-se no poder criativo do ar como a sua essência.

Aprenda a reconhecer o poder subjacente por trás das diferentes propriedades do ar como leveza, secura, frialdade, movimento e estimulação.

Conserve essa energia essencial do elemento ar dentro de você, especialmente no chakra do coração (Anahata) ou Ar, usando o bija-mantra do elemento ar, **Yam**. Seja uno com todas as energias transformadoras do ar no universo. Sinta as forças abundantes do ar dentro de você, desde as correntes do vento na atmosfera, ao vento solar, às forças que impulsionam as galáxias.

Meditação nas Shaktis do espaço

Considere todos os fenômenos feitos de ar como manifestações do poder criativo do espaço. Veja forma e estrutura como apenas um campo de força existindo dentro do espaço e permeadas pelo espaço. Olhe para todos os objetos no espaço como sendo unidos pelo espaço.

Um outro método é se concentrar no espaço entre os objetos e esquecer os objetos. Tente conservar o seu poder de ver no poder da presença do espaço. Olhe para o espaço como a realidade e os objetos no espaço apenas como formações temporárias ou cristalizações na energia do espaço.

Conserve a energia essencial do elemento Espaço dentro de você, especialmente no chakra da garganta ou expressão usando o bija-mantra do elemento do Éter, **Hum**. Seja uno com todas as energias transformadoras do espaço no universo. Sinta as forças abundantes do espaço dentro de você, desde as cavernas na terra, à expansão da atmosfera, até o potencial infinito do espaço dentro e além das estrelas.

Meditação no espaço da mente como o sexto elemento

O espaço não é simplesmente externo, mas existe também do lado interior. Como um meio prático de sentir isso, vá para um local externo espaçoso, como um campo aberto vasto, onde você pode olhar para o horizonte distante. Então, internalize a expansão do horizonte como o espaço dentro de sua própria mente. Feche os olhos e imagine a mesma expansão existindo dentro de você.

Conserve a energia essencial do espaço da mente dentro de você, especialmente no terceiro olho (ajna), usando o bija-mantra do espaço da mente, **Sham**. Seja uno com todas as energias transformadoras da mente, permeando o universo no espaço da mente. Sinta as forças abundantes da mente dentro do seu espaço interior, desde seus próprios pensamentos, aos pensamentos de todos os seres vivos, até aqueles da Mente Cósmica.

Meditação no espaço da consciência como o sétimo elemento

A consciência tem o seu próprio espaço. Todavia, enquanto o espaço da mente é um espaço de pensamentos e percepção sensorial, a consciência tem um espaço sem objeto e que transcende os pensamentos.

Expanda a sua consciência interior dentro do vazio infinito que é anterior e encontra-se além da aparência de quaisquer objetos, condições ou experiências. Deixe que todos os pensamentos se dissolvam e desapareçam dentro dele.

Conserve a energia essencial do espaço da consciência dentro de você, especialmente no chakra da coroa (Sahaswara), usando **OM**, o mantra do espaço supremo. Deixe que sua mente se abra além dos limites de sua cabeça até o espaço infinito além. Seja uno com todas as energias transformadoras da consciência, sustentando o universo como o espaço supremo. Sinta as forças abundantes da consciência dentro do seu espaço interior, acima e além de toda manifestação, mantendo a semente potencial de tudo que possa existir.

As Shaktis dos cinco elementos sutis ou qualidades sensoriais (Tanmatras)

Além dos elementos densos existem elementos sutis correspondentes, as cinco qualidades sensoriais do som, tato, visão, gosto e olfato. O som é o elemento sutil ou componente sensorial por meio do qual podemos conhecer o elemento do espaço. O tato é o elemento sutil ou componente sensorial por meio do qual podemos conhecer o elemento do ar. A visão é o elemento sutil ou componente sensorial por meio do qual podemos conhecer o elemento do fogo. O gosto é o elemento sutil ou componente sensorial por meio do qual podemos conhecer o elemento da água. O olfato é o elemento sutil ou componente sensorial por meio do qual podemos conhecer o elemento da terra.

Chamados de *Tanmatras* em sânscrito, os elementos sutis são as energias básicas por trás de nossas impressões sensoriais que conferem vitalidade e significado a elas. Eles são as essências (rasas) derivadas de nossas experiências sensoriais, que refletem o prazer ou dor, a beleza ou o desgosto, a felicidade ou o sofrimento, a elevação espiritual ou a depressão que ganhamos a partir deles.

Os Tanmatras, como os Gunas, não são apenas conceitos abstratos, mas forças poderosas, que artistas e yogues compreendem num nível profundo de visão interior. Cada um tem sua própria Shakti ou poder característico. Os elementos sutis constroem o nosso corpo sutil, astral ou energético, que consiste dos resíduos de nossas experiências físicas. É este o corpo com o qual continuamos após a morte e que se torna o veículo das práticas yogues mais profundas.

O elemento sutil do som

O poder das palavras, dos sons e da música de estimular, curar ou trazer a paz é muito familiar a todos nós. Passamos a maior parte do nosso tempo falando, ouvindo os outros falarem ou escutando outras formas de som e música. O tanmatra do som cria o ambiente e uma atmosfera para os nossos pensamentos e humores, formando o pano de fundo e suporte de tudo o que fazemos.

Ao trabalhar com a Shakti do som, podemos aumentar nossa atenção e nível de energia. Aprenda a enfocar o "som por trás do som", por assim dizer, esforçando-se para ouvir não apenas sons específicos, mas o próprio som em todas as suas possibilidades. Procure pela essência da música, ritmo e tonalidade em tudo o que você ouve. Tente escutar a energia por trás do som, o ponto silencioso a partir do qual o som surge, e não apenas o próprio som. Um modo de fazer isso é sair na natureza e tentar conectar os sons que surgem com a expansão do céu enquanto sua origem e meta.

O elemento sutil do tato

O poder das impressões baseadas no tato para transmitir vida, amor, calor e afeição é a base da intimidade pessoal. É um fator importante na cura por meio do toque terapêutico e da massagem. O tato pode dar energia vital, como quando abraçamos outra pessoa ou pode causar danos à vida, como quando batemos em outra pessoa. O tanmatra do tato é o mais forte e mais íntimo das potencialidades sensoriais nos efeitos que produzem, colorindo os nossos sentimentos e desejos. Ele transmite a Shakti ou energia da pessoa diretamente, para o bem ou para o mal.

Ao trabalhar com a Shakti do tato, podemos aumentar nossa atenção e nível de energia. Aprenda a enfocar o "tato por trás do tato", por assim dizer, esforçando-se para sentir não apenas sensações de tato específicas, mas o poder subjacente ao tato em todas as suas possibilidades. Procure pela essência do tato em todas as coisas que você toca. Tente tocar a energia da sensação pura por trás das diferentes sensações do tato, de onde a sensação do tato surge, e não apenas a própria sensação do tato. Um outro modo de fazer isso é lembrar da sua respiração ou prana enquanto você toca as coisas.

O elemento sutil da visão

O poder das sensações baseadas na visão, particularmente a cor, é bem conhecido nos efeitos de cura, espiritualização e energização. As cores à nossa volta estimulam a nossa mente e prana e afetam nossos humores e pensamentos. O tanmatra da visão traz luz ao Prana e à mente, conectando-nos com todas as formas de vitalidade. É a Shakti mais poderosa dos sentidos para despertar a mente.

Ao trabalhar com a Shakti das impressões baseadas na visão, podemos aumentar nossa atenção e nível de energia. Aprenda a enfocar a "cena por trás da cena", por assim dizer, esforçando-se para perceber não apenas sensações visuais específicas, mas a tela de luz como pano de fundo sobre a qual todas elas são projetadas. Procure pela essência da luz em tudo o que você vê. Tente ver a energia da luz em vez dos objetos que aparecem nela. Seja uno com a luz da visão como base de tudo o que você percebe.

O elemento sutil do gosto

As impressões baseadas no gosto têm o poder de estimular o apetite, mover nosso prana e nos ligar uns aos outros num nível emocional. Este é um outro caso de experiência comum, como indicam os diversos jantares em família, encontros em restaurantes e festins comunitários. O tanmatra do gosto tem o poder de despertar o nosso gosto seja para as coisas elevadas ou inferiores da vida, e para condicionar nossos sentimentos em uma ou outra direção. A vida tem a ver com o cultivo do gosto. Isso depende daquilo que desejamos em nosso coração.

Ao trabalhar com a Shakti do gosto, podemos aumentar nossa atenção e nível de energia. Aprenda a enfocar o "gosto por trás do gosto", por assim dizer, esforçando-se para perceber não apenas gostos específicos, mas para perceber o gosto da felicidade por trás de todos os sabores da vida. Isso é procurar a essência do gosto em tudo o que sentimos como puro deleite. É tornar-se consciente do gosto da vida, natureza e o próprio universo.

O elemento sutil do aroma

O poder dos aromas de acalmar a mente, como no uso de incenso e óleos aromáticos, ou de nos embelezar com diferentes perfumes é um outro aperfeiçoamento importante em nossa vida. O tanmatra do olfato desperta a mente e os sentidos e nutre o coração. Ele cria nosso ambiente sutil ou a Terra sutil à nossa volta.

Ao trabalhar com a Shakti das fragrâncias, podemos aumentar nossa atenção e nível de energia. Aprenda a enfocar o "aroma por trás do aroma", por assim dizer, esforçando-se para perceber não apenas aromas específicos, mas para apreender o aroma da própria vida, que é o incenso da alma. Isso é procurar a essência do aroma em tudo o que cheiramos. Aprenda a entrar em contato com a fragrância por trás de tudo o que você entra em contato na vida, o resíduo sutil que isso deixa na alma.

A forma cósmica da Deusa

A Deusa contém o corpo sutil universal feito dos tanmatras cósmicos ou elementos sutis que são a essência de toda experiência. A Deusa é a essência de todas as sensações de som, tato, visão, gosto e olfato possíveis em sua energia, origem e majestade divinas. Ela é o poder supremo de beleza e deleite por trás de todas as impressões que nossos sentidos são capazes de trazer. A forma dela é a exibição mais espantosa de música, cor, fragrância, sabor e tato, não como meras sensações corporais, mas como correntes ou ondas de beleza e êxtase permeando o universo inteiro. Tocar o corpo da Deusa, que está além de todas as formas físicas e mentais, é experimentar o mundo inteiro como Brahman, o Absoluto.

Medite na essência de toda a beleza no universo, seja da terra, da água, do fogo, do ar ou do éter, seja do olfato, do gosto, da visão, do tato ou do som, seja do nome, da forma ou da ação, animados ou inanimados como lampejos da dança de luz da Deusa Suprema. Seja uno com essa atividade infinita e eterna de luz que está sempre tecendo uma dança de êxtase através do espaço da consciência.

Meditação nas Shaktis do Corpo e da Mente

Um dos métodos mais importantes e transformadores da meditação consiste em meditar na Shakti como a força primordial por trás de todas as dualidades. Nesta prática, o foco da meditação é a Shakti como o poder que une tanto sujeito como objeto. Ao nos concentramos nesse poder como a verdadeira realidade, abrimos mão do sujeito e do objeto e nos fundimos com a Shakti além de toda dualidade.

Seja o poder de pensar, ver, sentir ou apenas estar consciente, o poder subjacente é uno e é derivado da Suprema Shakti. Esse poder é sem forma, da natureza da energia apenas, e não é limitado pelo sujeito ou objeto que ele serve para conectar. Além disso, esse poder não é inanimado, mas a própria força de consciência que é a presença da Deusa. Remontando todas as energias à Suprema Shakti na sua origem, qualquer coisa que fazemos torna-se um meio de libertação do Espírito.

Nessa "meditação na Shakti" nós somos absorvidos no fluxo da Shakti que permeia todas as coisas e lhes proporciona a energia para que funcione.

Shakti é tanto o poder executivo (tomador de decisões) como o instrumental (administrativo) no universo. A partir desse poder supremo, todas as dualidades surgem como diferentes polaridades, como suas cargas positiva e negativa. Podemos seguir essas conexões até uma rede mais vasta de unidade além dos limites dos objetos, órgãos sensoriais ou indivíduos.

A meditação na Shakti é um dos principais métodos yogues ensinados por Ganapati Muni, o principal discípulo de Ramana Maharshi.[27] Ele combina o enfoque de observação do Yoga do Conhecimento com o reconhecimento da Shakti como princípio supremo. *A meditação na Shakti é a busca da Shakti a partir do ponto de vista do Yoga da Sabedoria (Jnana Yoga).* A esse respeito, podemos começar com as Shaktis ou poderes por meio dos quais a mente opera.

1. As Shaktis da mente

A mente é um campo incrível de energia, com um movimento rápido de impulsos e conexões, criando uma rede elaborada de informações e sínteses de ideias. Até mesmo os computadores mais elaborados já desenvolvidos não se aproximam dessa condição. A mente tem um poder tremendo, ainda que sutil, que pode sustentar inumeráveis detalhes, lembranças, nomes, cálculos e opiniões. *A mente, poder-se-ia dizer, é a grande criação da Shakti no mundo manifesto.* Por meio dela, nós podemos interagir com o universo à nossa volta como parte do tecido do nosso próprio ser que não tem limitações.

Nessas práticas de meditação, nós nos concentramos nas Shaktis ou poderes por trás das diferentes funções da mente, como pensar, sentir, lembrar e percepção do eu. Estes correspondem geralmente à classificação yogue da mente como *buddhi* (inteligência), *manas* (mente sensorial e emocional), *chitta* (memória) e *ahamkara* (percepção do eu ou ego).

Meditação na Shakti do pensamento (Vichara Shakti)

O pensamento é a base de toda a nossa atividade mental, seja de conteúdo intelectual, emocional, sensorial ou instintivo. A própria mente não passa de um feixe de pensamentos, reunidos pelo poder da memória.

No entanto, o pensamento verdadeiro ou deliberação profunda é um nível mais elevado do pensamento consciente que se relaciona com a nossa "inteligência interior" ou *buddhi* na prática yogue. Essa inteligência superior entra em ação quando fazemos a sério perguntas fundamentais da vida e buscamos, por meio do exame e da observação profundos, a verdade interior das coisas, um processo chamado de *Vichara* ou "investigação" em sânscrito.

Para praticar essa meditação na Shakti do pensamento, concentre-se no poder por trás do processo do pensamento e esqueça tanto de você mesmo como o pensador como das ideias em que você pensa. Considere tanto o pensador como o pensamento como manifestações do poder mais amplo do pensamento que é universal em sua natureza.

Investigue: "O que é o poder por meio do qual posso pensar e de onde ele vem?" Busque a origem do poder do pensamento na consciência mais profunda em seu coração. Reconheça que o seu poder de pensar é uma manifestação de uma força universal como a eletricidade e não algo que pertença a você pessoalmente.

Se tudo é passível de ser pensado, então tudo é inteligível e tudo, em última análise, é pensamento. Qual é o poder mental que cria e sustenta o universo inteiro em toda a sua complexidade? Tente ligar a si mesmo ao poder por meio do qual todas as coisas são pensadas, mas que, em si mesmo, não pode estar limitado a nenhum pensamento específico.

Meditação na Shakti do sentimento (Chetana Shakti)

O sentimento é a disposição, tom ou cor subjacente da mente na qual o pensamento ocorre. O sentimento é mais duradouro que o pensamento, que muda a cada instante. O sentimento é mais subjetivo que o pensamento e, em geral, mais sedutor. Ele ocorre quando trazemos a nós mesmos a nossa percepção e experiência. O sentimento envolve prazer ou dor, alegria ou tristeza, paz ou agitação. Ele nunca é neutro como o pensamento. A sua expressão mais elevada é a felicidade plena ou *Ananda*.

Nessa meditação sobre o aspecto do sentimento da mente, concentre-se no poder do sentimento e esqueça aquele que tem sentimentos ou os objetos em relação aos quais temos sentimentos. Considere tanto aquele que sente como os objetos como manifestações do poder mais profundo do sentimento que é universal em sua natureza.

Pergunte: "De onde surge o poder do sentimento e qual é a sua natureza?" Reconheça que o seu poder de sentir é uma manifestação de uma força universal como a eletricidade e não algo que pertença a você, pessoalmente. Tente ser absorvido por esse poder primordial do sentimento que é a vida, o amor e o deleite em sua essência.

Um outro método é tentar compreender o poder do sentimento que é subjacente a todas as nossas emoções, seja desejo, medo, raiva, amor ou ódio. É a intensidade do sentimento que torna uma emoção importante e permite que ela cause uma marca em nossa mente. Tente viver nessa intensidade do sentimento ou da paixão e abra mão dos objetos externos e acontecimentos que possam desencadeá-los, ou das emoções específicas que os sustentam. Na pura intensidade do sentimento podemos abrir mão de todas as emoções específicas e compreender a energia básica do sentimento, que é a graça da Deusa.

Meditação na Shakti da memória (Smarana Shakti)

A memória é o resultado final da nossa atividade mental. O poder da nossa memória reflete a força da nossa consciência e da atenção. Por meio do poder da memória, podemos compreender o movimento completo do tempo e do karma dentro da nossa mente. O cultivo da memória interior ou lembrança do Eu é a essência da meditação.

Nessa meditação, concentre-se no poder e na presença da memória e esqueça de você como a pessoa que lembra das coisas ou de acontecimentos particulares que você possa lembrar. Considere tanto aquele que se lembra como os acontecimentos lembrados como manifestações do poder subjacente da memória, que é o poder da consciência de preservar e sustentar todas as coisas.

Medite sobre a origem da memória dentro de você, onde ela reside e qual é o poder que a sustenta. Qual é o poder dentro de nós que pode ligar os acontecimentos passados, presentes e futuros? De que maneira aquilo que não tem forma sustenta formas tão inumeráveis por meio do processo do tempo?

Cultive seu poder de memória com concentração sustentada. Uma das melhores maneiras de se fazer isso é praticar a lembrança do Eu, esforçar-se para lembrar do Eu interior ou presença Divina em tudo o que você faz. Outro modo é lembrar de um certo mantra, como **OM** ou **Hrīm**. Mantenha-o como pano de fundo de sua mente, como a fonte de sua memória e concentração.

Podemos também nos esforçar para lembrar diariamente de um grande princípio da verdade ou de um grande professor espiritual. Um outro modo é manter na mente, de maneira contínua, os Devatas, o Deus ou a Deusa que cultuamos. Em tudo o que fazemos estamos cultivando uma forma ou outra de memória. Vamos garantir que as memórias que cultivamos sejam como flores, que exalam uma suave fragrância o tempo todo.

Meditação na Shakti da percepção do eu (Ahamkara Shakti)

Nossa percepção do eu ou pensamento-eu é o pensamento básico por trás de todas as atividades da mente em todos os níveis e do próprio prana. A partir de sua energia surge a motivação para tudo o que tentamos fazer na vida. O ego tem um tremendo poder investido nele, tanto em termos de memória como de força vital. Se aprendermos a manter esse poder, poderemos abrir mão do ego e resgatar suas energias também.

Nessa meditação, concentre-se no poder da existência do eu e esqueça tanto o eu como o outro. Considere tanto o eu como o outro como manifestações de um poder maior da existência do eu. Aprenda a entrar em contato com a percepção do eu ou senso de existência do eu subjacente às atividades de todos os cinco sentidos e da própria mente.

Para isso, em primeiro lugar lembre-se que é apenas porque nós mesmos existimos que podemos realizar outras atividades subjetivas ou objetivas. Investigue o fundamento do seu próprio ser, o poder que sustenta você e reúne as suas atividades comuns. Siga a grande indagação: "Quem sou eu?", que é a mais importante de todas as buscas do conhecimento humano. Cultive o poder da autoconsciência e da existência do eu dentro de você. Deixe o seu "eu" expandir-se para abranger tudo o que existe.

2. As Shaktis dos sentidos

Cada um dos cinco sentidos tem a sua Shakti inerente por meio da qual ele funciona. Eles colorem nossa mente e emoções, influenciando tudo o que fazemos. A maneira como usamos nossos sentidos determina se nossas ações serão harmoniosas ou dissonantes, se elas nos trarão paz e alegria ou agitação e sofrimento.

No pensamento védico, os sentidos são os Deuses (Devas) que nos governam e podem elevar nossa consciência se os abordarmos de um modo sagrado. Devemos aprender a usar bem os sentidos, com respeito por suas Shaktis particulares que são parte da Shakti Divina. [28]

Cada sentido tem a sua capacidade e poder únicos. Os ouvidos têm o poder de "agarrar" o som, a pele, de sentir o toque, os olhos, de ver a luz, a língua, de sentir gosto e o nariz, de cheirar. Os sentidos permitem que reconheçamos os elementos densos e sutis (potencialidade dos sentidos) que se relacionam com eles: os ouvidos, com som e espaço, a pele, com ar e toque; os olhos, com visão e fogo; a língua, com gosto e água e o nariz, com cheiro e terra.

Os órgãos dos sentidos se desenvolvem e evoluem a partir da semente da Shakti do sentimento. Eles são os instrumentos da nossa mente para conhecer o mundo externo e para imaginar o mundo interior também. Além dos órgãos densos dos sentidos no corpo físico, existem órgãos sutis dos sentidos na mente, que não possuem forma externa. Esses sentidos sutis permitem percepções mais elevadas e até mesmo o que é chamado de "percepção extrassensorial", como ver ou ouvir a distância.

Os sentidos são transmissores sofisticados de poderosas energias do mundo externo, que nos afetam em níveis íntimos a cada momento. Eles são a principal fonte das influências externas que dominam a maior parte do que fazemos. Dominar os sentidos é dominar o mundo todo. O segredo para dominar os sentidos é obter controle sobre o poder que os move, a Shakti dentro deles.

A maioria de nós, atualmente, vive em ambientes urbanos com pouco contato com a natureza e envolvemos nossos sentidos com impressões baseadas na mídia, que são unidimensionais e artificiais por natureza. É importante que dediquemos tempo para liberar nossos sentidos no mundo da natureza, onde podemos vivenciar uma real percepção de profundidade, variedade de cores, sons sutis e grande variedade de fragrâncias, e todas as outras dimensões de experiência que requerem que entremos em contato com o universo mais amplo ao nosso redor. Essa liberação yogue natural dos sentidos é necessária para a liberação da mente e coração mais profundos. Ao meditar na Shakti dos órgãos dos sentidos, especialmente no mundo da natureza, podemos desenvolver a acuidade dos sentidos e estender o raio de ação dos sentidos ao âmbito sutil e supernormal.

Nessa prática, meditamos nas Shaktis ou poderes por trás de nossas funções sensoriais, enquanto abrimos mão das preferências e aversões que surgem por intermédio dos contatos sensoriais. Os sentidos, afinal, são apenas instrumentos. Qual é o poder que permite que eles funcionem, assim como a fonte elétrica permite que várias máquinas e aparelhos elétricos operem? Esse poder é muito mais importante e determinante que o próprio instrumento.

No processo de enfocar as Shaktis dos sentidos, nós voltamos os sentidos para dentro. A sua atividade voltada para fora é substituída por uma energia interna ou Yoga Shakti. Essa internalização dos sentidos aumenta também a acuidade sensorial, permitindo que eles reflitam a luz da consciência interior e nos revelem a natureza divina de tudo o que percebemos.

Meditação na Shakti da visão (Drishti Shakti)

O sentido da visão é o mais importante dos nossos sentidos. Ele é um instrumento essencial para todas as práticas mais elevadas de Yoga. O sentido da visão tem relação não apenas com o sentido físico, mas com os poderes perceptivos mais profundos da mente e do coração. Nós podemos seguir o mesmo método com ambos os poderes, interior e exterior, da visão.

Nessa meditação, concentre-se no poder de ver e esqueça tanto aquele que vê como o que é visto. Considere tanto aquele que vê como aquilo que é visto manifestações do poder subjacente da visão. É o próprio estado de ver que subjetivamente se torna aquele que vê e objetivamente se torna as formas que são vistas.

Um outro método é praticar *Shambhavi mudra,* que consiste em dirigir a própria atenção para dentro enquanto se olha para objetos externos. Continue a olhar para dentro mantendo os olhos abertos. Para ajudar nesse processo, visualize uma chama no centro do coração espiritual e permaneça conectado com ela em qualquer outra coisa que você esteja sentindo ou fazendo externamente.

Um outro modo ainda é concentrar-se no espaço entre os objetos e não olhar diretamente para as próprias formas dos objetos. Considere todos os objetos como criações do espaço que os contorna. Olhe para o poder do espaço como o poder da percepção. Uma boa maneira de começar essa meditação é olhar para uma árvore, mas enfocar o espaço entre as folhas e galhos, em vez de nas próprias folhas e galhos.

Podemos nos concentrar na própria luz, como o poder por trás daquele que vê (a luz como instrumento da percepção), bem como do que é visto (a luz como objeto de percepção). Atenha-se ao poder da luz e abra mão dos objetos vistos. Seja uno com a luz da visão.

Meditação na Shakti da audição (Shruti Shakti)

O sentido da audição se relaciona não apenas com o corpo físico, mas com poderes mais profundos da mente e do coração, da receptividade e da compreensão das verdades mais elevadas. Por meio dele podemos abrir nossa consciência para o conhecimento direto e para a comunicação. Podemos seguir o mesmo método com ambos os poderes, interior e exterior, da audição, como com o sentido da visão.

Nessa meditação, concentre-se no poder da audição e esqueça tanto o ouvinte como os sons ouvidos. Considere o ouvinte e o que é ouvido como manifestações do poder da audição. É o estado da audição que subjetivamente se torna o ouvinte e objetivamente se torna aquilo que é ouvido.

Uma outra maneira de fazer isso é escutar o silêncio entre os sons. Isso o fará ouvir sons ainda mais sutis. Você pode expandir a prática ainda mais buscando o silêncio entre os pensamentos. Olhe para as ondas de som como manifestações do oceano do silêncio, que contém o poder mais elevado da audição e escuta.

Um outro modo ainda consiste em concentrar-se na escuta do som natural da respiração, como **So'ham**, em que "**so**" é o som da inspiração e "**ham**", o som da expiração. É o poder do som da respiração que permite que todos os sons e palavras se manifestem. Tente lembrar o som da respiração à medida que você fala através da respiração que sai do corpo.

Um método final é posicionar a sua mente no espaço da escuta e deixar que sua esfera se expanda com todos os sons que você ouve. Siga a corrente do som até o Infinito.

Meditação na Shakti do tato (Sparsha Shakti)

O sentido do tato não é apenas um potencial externo, mas está relacionado com a capacidade de ser tocado em geral, inclusive num nível emocional. O tato tem talvez a Shakti mais forte dos órgãos dos sentidos, à medida que nos afeta de maneira mais íntima e pessoal. Ele opera principalmente através da pele, que serve para definir os limites do nosso corpo físico.

Nessa meditação, concentre-se no poder do tato e esqueça tanto a mão que toca as coisas como os objetos que são tocados. Considere tanto a pele como os objetos e energias sentidas como manifestações do poder do tato, que traz energia e vitalidade a todo o corpo.

Existe uma corrente elétrica através da qual a sensação do tato é transmitida. Nós sentimos essa corrente de maneira mais aguda com as sensações mais fortes de prazer e dor, ou de calor e frio. Tente seguir a energia do tato que está por trás do prazer e da dor e abra mão dos objetos agradáveis ou dolorosos na mente. Siga a energia do tato até a energia da vida e sentimento no universo. Aprenda a usar a sua mão interior para tocar tudo o que existe.

Meditação na Shakti do gosto (Rasana Shakti)

O sentido do gosto tem a sua contraparte sutil na nossa capacidade de desenvolver o gosto no que nós fazemos ou absorvemos. O gosto nos conecta com o *rasa* (sabor) ou a essência das coisas. Ele tem relação com a fala, que também ocorre por meio da língua, como expressão do gosto.

Nessa meditação, concentre-se no poder do gosto e esqueça tanto a língua que prova coisas como os alimentos que são provados. Considere tanto a língua como os alimentos provados como manifestações do poder subjacente do gosto.

Uma boa maneira de fazer isso é tentar provar o prana ou força vital nos alimentos ou bebidas, a sua energia vital subjacente. Mantenha o "gosto do prana" e abra mão dos itens alimentares que o contém. Veja como o prana derivado do sentido do gosto energiza nossos órgãos vocais, estimula nosso apetite e desperta nossa vitalidade geral.

Num nível mais profundo, empenhe-se para desenvolver o poder do gosto em tudo o que você faz, procurando as qualidades mais profundas nas coisas, em oposição ao seu mero valor perceptível. Tente desenvolver o gosto não apenas num sentido estético ou artístico, mas num sentido yogue, aprendendo a absorver o "sabor de Ananda" ou bem-aventurança por trás de todas as impressões sensoriais.

Meditação na Shakti do sentido do olfato

O sentido do olfato, como o do tato, é íntimo e pessoal. Ele está conectado, através das narinas, com a respiração e é o poder da respiração de sentir as coisas num nível instintivo.

Nessa meditação, concentre-se no poder do sentido do olfato e esqueça tanto o nariz que cheira as coisas como os objetos que são cheirados. Considere tanto o nariz como os objetos que ele cheira como manifestações do poder da mente de se ligar aos aromas. Torne-se uno com o aroma e esqueça de si mesmo ou dos objetos dos quais surgem as diversas fragrâncias.

Uma maneira simples de fazer isso é usar incenso durante a meditação. O sândalo, em termos tradicionais, é considerado o melhor no pensamento yogue, devido aos seus propósitos de acalmar, mas muitos outros são bons também. Deixe a mente ser absorvida no aroma do incenso e por trás disso no poder do sentido do olfato que é capaz de reconhecer o aroma.

Ou pegue uma flor perfumada e medite sobre o local de origem do perfume. Ele surge rapidamente como um impulso elétrico. O que o gera dentro de você? Qual é a raiz de todas as fragrâncias na mente? Deixe a sua vida ser como a fragrância da flor. Deixe que haja uma fragrância divina que emana de todo o seu ser.

3. As Shaktis dos órgãos motores

Os órgãos motores, como a voz, mãos e pés, são forças poderosas que nos impulsionam, expressando fortes impulsos instintivos, emocionais e sensoriais. Como poderes de ação, eles se apoiam em nosso desejo e força de vontade.

Nessas práticas de meditação, aplicamos os mesmos métodos usados nos órgãos sensoriais. Olhamos para o poder que permite que os órgãos funcionem e paramos de nos interessar por suas atividades específicas. Contudo, ao passo que os órgãos sensoriais são baseados no conhecimento, os órgãos motores são baseados na ação, portanto é mais fácil trabalhar com a sua energia.

Meditação na Shakti da fala

A fala é o mais importante dos órgãos motores e a força motriz por trás de todas as nossas expressões. Controlar a fala é controlar tanto a mente como o prana. Para realizar isso, devemos nos concentrar no poder por trás da fala que, em última análise, nos conecta ao mantra e à Palavra Divina.

Nessa meditação, concentre-se no poder da fala e esqueça tanto aquele que fala como os detalhes do que é dito. Considere tanto o falante como o que é falado como manifestações do poder maior da fala. É o poder da fala que, em termos subjetivos, torna-se o falante e, externamente, torna-se as palavras que são articuladas.

Uma boa maneira de fazer isso é concentrar-se na corrente do som a partir da qual a fala surge. Tente seguir a corrente do som dentro de você até a sua fonte no coração interior. Observe que o poder da fala manifesta-se a partir do poder da respiração, quando a respiração está ligada ao poder da mente. Para que a fala ocorra, a mente deve trabalhar com a respiração por meio do processo da expiração, projetando o ar expirado através dos órgãos vocais.

Um outro método é permanecer com um bija-mantra como **OM** e deixar que todas as outras palavras, sons e significados sejam absorvidos por ele. **Aim** é, provavelmente, o melhor mantra nesse sentido, porque é o poder da fala Divina. Torne-se uno com o poder do mantra e esqueça tanto a si mesmo como o mundo.

Meditação na Shakti da força nas mãos

As mãos representam a função universal de agarrar, segurar e fazer. É o poder cósmico do agarramento que deveríamos tentar entender, seja em nossas próprias mãos ou nas dos outros; as mãos das outras criaturas ou seus diferentes tipos de órgãos de agarrar e segurar.

Nessa meditação, concentre-se no poder que permite que suas mãos funcionem e esqueça das funções e movimentos das mãos. Considere tanto as suas mãos como o que elas agarram como manifestações do poder cósmico do agarramento.

Tente sentir a força que você tem em suas mãos apertando-as na forma de um punho. Veja como o poder muscular das mãos conecta-se à força maior do corpo e mais além, ao poder da vontade da mente. Tente ligar a sua força pessoal com o manancial da energia cósmica em sua consciência. Torne-se uno com a "mão de luz" que dá forma a todos os mundos.

Meditação na Shakti do movimento dos pés

Os pés manifestam o poder universal do movimento, o qual ocorre através de diferentes órgãos e poderes do movimento. Tudo no universo está em movimento, de um modo ou de outro.

Nessa meditação, concentre-se no poder que permite que você mova as suas pernas e esqueça tanto das pernas como da direção em que elas o levam. Considere tanto os pés como os lugares para onde você pode ir como manifestações do poder do movimento, que permeia todo o espaço.

Reconheça o poder do movimento que você tem, fisicamente, em suas pernas e veja como ele reflete sua vitalidade mais ampla. Perceba como ele se conecta aos grandes poderes do movimento no universo, começando com os veículos que você utiliza para viajar e culminando com o movimento que permeia o universo através das estrelas.

Permita que seus movimentos corporais entrem no movimento universal e com a grande Shakti que permite que o universo se desdobre em sua dança interminável. Deixe que cada passo seu seja uma chegada no Infinito.

Meditação nas Shaktis por trás dos órgãos reprodutor, urinário e excretor

Nossos órgãos urinários e excretores são aspectos inferiores das funções cósmicas mais amplas de trabalhar com a água e os elementos da terra. A reprodução é o aspecto criativo dessa função, ao passo que a eliminação é o lado purificador da mesma.

Nessa meditação, concentre-se no poder que permite que você remova a água através do corpo pelo processo da produção da urina. Faça o mesmo com o poder da excreção. Qual é a fonte do impulso a partir do qual a urinação e outras necessidades vitais surgem? É um impulso prânico, muito semelhante a um impulso elétrico. A partir de que ponto esse impulso entra em sua mente consciente? Onde essa energia permanece, em potencial, quando esses ímpetos vitais não estão ativos? Aprenda a entrar em contato com essa força prânica.

Indo mais além, investigue qual é o poder que sustenta nossos órgãos internos, como o estômago, intestinos e fígado, que não têm ações voltadas para fora? Tente conectar com o poder universal da Shakti que opera os processos orgânicos do corpo e os mantém regulados de forma tão maravilhosa.

Em relação ao poder da reprodução, reconheça a energia da criação em toda a procriação que ocorre no universo. Aprenda a ater-se a essa energia criativa e abra mão das formas que ela cria. Permita que essa energia criativa renove tanto seu corpo como sua mente.

4. A Shakti do Prana

A Shakti tem ritmos de movimento ascendente e descendente, expansão e contração, impulsos internos e externos. Eles constituem “a respiração da

Shakti" que é a vida do universo. Uma vez que a Shakti desperta dentro de nós, a sua respiração e correntes de energia vital irão desenvolver esses movimentos e fazer o corpo se mover segundo seus impulsos como parte da dança cósmica.

A principal forma da Shakti ou energia funcional que temos dentro de nós é Prana, ou a força vital. *Prana é a Shakti que orienta tanto o corpo como a mente.* Ele não é apenas o poder fundamental, mas reflete uma inteligência secreta encontrada que trabalha por trás do instinto e da superconsciência. O prana é mais ativo nos órgãos motores, mas também permite que os sentidos operem e, num nível mais profundo, proporciona o ímpeto para o pensamento e a emoção. Todas as Shaktis do corpo e da mente são "Shaktis de Prana".

Prana é a Deusa dentro de nós. Nossa energia de vida e seus impulsos vêm da Shakti universal e forma uma parte da sua manifestação. *Venerar o Prana como Shakti é talvez a forma mais elevada de veneração* na qual a vida se torna um ritual sagrado e o próprio pensamento se torna oração e mantra. Nossa vida pertence à Deusa. Nosso sangue pertence a Kali, por assim dizer. Esse reconhecimento da energia da Deusa desperta a Kundalini Shakti dentro de nós e possibilita que toda nossa vida se torne uma prática de Yoga e uma aventura espiritual.

Meditação na Shakti do Prana

Nessa prática, nós ressaltamos o prana ou energia vital por trás dos vários aspectos da nossa natureza. Nós nos atemos a esse poder primordial e abrimos mão do que a mente e os sentidos podem perceber ou fazer, que são apenas a sua expressão.

- Em primeiro lugar, em relação aos processos mentais: sustente a energia por trás da mente, o poder a partir do qual surgem os pensamentos, que está ligado à energia da respiração. Aprenda a "respirar com seus pensamentos" e permita que seus pensamentos surjam e desapareçam como nuvens que passam pelo céu rapidamente.

- Segundo, em relação aos órgãos dos sentidos: sustente a energia por trás dos sentidos, o poder por meio do qual os sentidos funcionam, que está conectado à energia da respiração. Aprenda a "respirar através dos sentidos" e deixe que as suas impressões sensoriais surjam e desapareçam como nuvens passando pelo céu rapidamente.
- Terceiro, em relação aos órgãos motores: sustente a energia por trás dos órgãos motores, o poder por meio do qual você é capaz de usá-los, que está conectado com a energia da respiração. Aprenda a mover seu corpo junto com a respiração. Perceba que o esforço maior ocorre através da expiração. A energia pertence à respiração, não simplesmente aos órgãos motores que são apenas instrumentos.

Podemos também trabalhar com o Prana diretamente através da respiração, através da prática do pranayama ou respiração yogue. *A prática do pranayama é, talvez, a melhor maneira de trabalhar com o poder da Shakti tanto do corpo como da mente.* Todas as práticas de pranayama têm sua relevância aqui. Mencionaremos apenas algumas das mais importantes.

Primeiro, há uma forma meditativa de pranayama. Para isso, concentre-se no poder da respiração e esqueça tanto a inspiração quanto a expiração. Considere a inspiração e a expiração como aspectos complementares do poder da respiração. Tente fazer com que sua atenção seja absorvida pelo poder da respiração e o lugar de onde ela surge, como o oceano, de onde surgem as ondas.

Um outro método é simplesmente observar a respiração, conservando o poder por trás da respiração, deixando que inspiração e expiração movam-se naturalmente sem interferência. Podemos usar o mantra "**So'ham**" juntamente com o processo de inspirar (**so**) e de expirar (**ham**).

Um outro método é seguir a corrente da inspiração como uma força refrescante que sobe a coluna para nutrir a mente e os sentidos, e seguir a corrente da expiração como uma força de aquecimento que desce a coluna como um meio de energizar o poder da fala e os órgãos motores. Tente tomar consciência das correntes prânicas dentro de você. Reconheça todas as forças prânicas que se movem dentro de você como manifestações da Shakti Suprema.

Um método avançado é meditar nas Shaktis das cinco formas de Prana: *Prana* como a energia propulsora que se move internamente, cujo centro principal é a cabeça; *Apana,* a energia de eliminação de movimento descendente, centrada principalmente no abdômen inferior; *Samana,* como a força equalizadora que reside no umbigo, *Vyana,* como a energia expansiva que opera no coração e peito e *Udana,* a energia de movimento ascendente que opera de maneira principal na garganta. Deveríamos aprender a ser capazes de dirigir o prana de todas essas cinco maneiras.[29]

As Shaktis da Prática de Yoga

O yoga clássico é uma formação da energia interna da consciência e não simplesmente um aprendizado de formas externas de exercício. Ele nos leva ao Yoga Interior do mantra e da meditação como as práticas básicas. Ele não se detém no yoga externo de asanas e nas posturas de yoga, embora estes sejam muito úteis, até mesmo indispensáveis, para nos preparar para a meditação.

O yoga é classicamente definido no *Yoga Sutras* de Patanjali, a principal compilação tradicional de princípios yogues, como a neutralização dos *vrittis* ou "flutuações" da mente e coração mais profundos, chamados de *chitta* em sânscrito.[30] O yoga também pode ser definido de uma maneira positiva como o "desenvolvimento da Shakti, o poder espiritual da consciência", por meio da qual a mente ou chitta é naturalmente levada a um estado de descanso. A esse respeito, os *Yoga Sutras* também falam de liberação, em seu último sutra, como "o poder da consciência (Chiti-Shakti) descansando em sua própria natureza[31]".

O yoga tem como objetivo reduzir a energia perturbada e fragmentada da mente, enquanto faz aumentar o poder calmo, concentrado ou unificado ou Shakti da pura consciência. O yoga baseia-se no *Yoga Shakti,* ou "poder do Yoga", que é a energia, graça e ação da Deusa interior. Isso, por sua vez, reflete a "consciência do yoga" ou o poder do Shiva da consciência, observação e desapego.

Shaktis dos oito membros do yoga

Cada um dos oito aspectos ou membros do yoga clássico tem sua própria Shakti, da qual ele depende para seu desenvolvimento adequado. Cada aspecto é um estágio no aprofundamento da Shakti ou poder da consciência. A prática verdadeira do yoga não é apenas a conformação com alguma forma externa de prática, mas é o despertar da energia interna que naturalmente transforma toda a nossa vida em yoga. Entrar no fluxo da Shakti ajuda a desenvolver o yoga a partir de dentro, de acordo com as necessidades e capacidades da nossa natureza e temperamento particular.

1. Yama Shakti

Yama Shakti é o poder ou capacidade de praticar os cinco yamas, ou observâncias yogues, da não violência, veracidade, controle da energia sexual, não roubo e não possessividade (ahimsa, satya, brahmacharya, asteya e aparigraha). Estes constituem os princípios e valores básicos do estilo de vida por trás de todas as verdadeiras práticas de yoga, ou "a ética universal do yoga". Yama Shakti provê o poder de autocontrole no qual se baseia o Yoga, que é a capacidade de dirigir nossa vontade internamente, por meio do encerramento dos movimentos extrovertidos do prana, da mente e dos sentidos.

Possuir Yama Shakti dentro de nós significa ser capaz de dominar nossos impulsos vitais e transformá-los em determinações para a perfeição espiritual. Todo verdadeiro poder começa com a conservação de energia, por meio da qual esta pode crescer até um limiar mais elevado de transformação. Esse é o papel dos Yamas no Yoga. Yama Shakti é o poder dos valores yogues.

2. Niyama Shakti

Niyama Shakti é o poder ou capacidade de praticar os cinco niyamas da autodisciplina, autoestudo, entrega ao Divino, pureza e contentamento (tapas, svadhayaya, Ishvara pranidhana, saucha e santosha). Niyama Shakti é o poder estabilizador de um estilo de vida disciplinado, por meio do qual podemos sustentar nossos esforços ao longo do caminho yogue pelo tempo em que vivermos.

Ter Niyama Shakti é manter um estilo de vida yogue que sustenta um fluxo interno de energia e consciência por trás de tudo o que fazemos. A autodisciplina desenvolvida sob os yamas leva a uma mudança de comportamento sob os niyamas, em que nossas ações diárias são imbuídas de consciência. Os niyamas constituem o verdadeiro estilo de vida yogue e Niyama Shakti é nossa capacidade de conduzir isso, não apenas por intermédio de nossos próprios esforços, mas pelo contato com os poderes cósmicos que existem dentro de nós.

3. Asana Shakti

Asana Shakti é o poder por meio do qual podemos sustentar o corpo em diversos asanas, ou posturas de yoga, sem esforço físico ou mental. Asana Shakti é o poder de permanecer com conforto em uma única postura sem fricção interna. Ela transforma todos os asanas em uma base natural para a meditação, na qual esquecemos a consciência corporal e progredimos internamente de maneira natural.

Possuir Asana Shakti é ser capaz de conectar a energia por trás da forma do asana, no qual a mente e o prana se acalmam de maneira natural. Isso não significa atingir a forma externa perfeita do asana, mas usar o asana como um canal para permitir o fluxo da Shakti dentro de nós. Cada asana tem sua própria Shakti particular, por meio da qual sua energia é liberada. Essa está refletida no aquecimento e esfriamento, expansão e contração de energias segundo as quais os asanas são executados.[32]

Seja absorvido pela Shakti do seu asana predileto e esqueça de si mesmo como o realizador do asana, ou do seu corpo como a forma do asana. Permita que a Shakti o conduza ou para outros asanas ou apenas para permanecer em silêncio. Seja uno com o fluxo interior.

4. Prana Shakti

Prana Shakti é o poder desenvolvido por meio da prática da respiração yogue ou pranayama. É um prana mais elevado ou profundo que pode ser internalizado para energizar ou curar o corpo ou a mente.

Ter Prana Shakti significa ser capaz de acalmar a respiração de maneira natural, não por meio do esforço da mente ou do ego, mas através da ligação do nosso prana individual com o prana cósmico. É aprender a respirar com o universo inteiro como parte da respiração de Deus. Cada tipo de pranayama tem a sua própria Shakti ou energética através da qual ele afeta o prana dentro de nós de diferentes maneiras.[33]

Conserve o Prana Shakti dentro de você e relaxe seu esforço de controlar o prana. Siga o fluxo do Prana Shakti e por meio dele aprenda a respirar com a existência e através dela.

5. Pratyahara Shakti

Pratyahara Shakti é o poder de internalizar as energias dos órgãos dos sentidos, órgãos motores, prana e mente. Essa "Shakti da internalização" provê o fundamento para a concentração e a meditação internas, como as práticas básicas do Yoga Interior.

Ter Pratyahara Shakti significa ser capaz de dirigir nossa energia interior à vontade. Através dela, podemos virar o movimento do prana e dos sentidos de fora para dentro. Sem essa virada interior decisiva de energia, nosso yoga permanece externo e não consegue causar uma realização mais profunda. Para desenvolver essa Shakti, aprenda a desligar seus sentidos ao desenvolver uma aspiração interior mais profunda. Aprenda o poder da não ação e permaneça no não fazer como a fonte de toda energia.

6. Dharana Shakti

Dharana Shakti é o poder de manter o foco da mente de uma maneira consistente. É definido mais facilmente como "o poder da atenção". Onde quer que coloquemos nossa atenção, esse ponto se torna energizado e ganha importância para nós. A falta de atenção, por outro lado, nos mantém fracos, dependentes e confusos na vida.

Dharana Shakti consiste em gerar um fluxo constante de atenção, como o fluxo de um rio poderoso que carrega tudo em seu curso. Ter Dharana Shakti é ser capaz de concentrar a mente a hora que quiser, assim como o foco de uma luz, e mantê-la no objeto de concentração pelo tempo que for necessário.

A melhor maneira de desenvolvê-la é aprender a fixar e manter o olhar, à medida que o olho é o poder por trás da mente. Dharana Shakti é o "poder de ver" da mente mais profunda.

7. Dhyana Shakti

Dhyana Shakti é o poder de manter a mente num estado de meditação profunda. É uma força natural de paz e calma no campo mental, que abre e relaxa a mente num nível profundo. Dhyana Shakti consiste em manter a mente calma num estado receptivo e reflexivo, como um tranquilo lago da montanha.

Ter Dhyana Shakti é ser capaz de meditar de modo natural e por meio da vontade, sejam quais forem as circunstâncias ao nosso redor, ou o objeto de exame da nossa mente. Todavia, diferentes métodos de meditação produzem seus tipos específicos de energias e têm suas próprias Shaktis características. Abordagens de meditação baseadas na investigação (chamadas de *vicharas* em sânscrito), possuem o poder mais elevado de despertar nossa consciência superior e possuem a Shakti mais forte de todos os métodos de meditação.

Para desenvolver Dhyana Shakti, cultive o poder da mente de permanecer na quietude e no espaço. Deixe que a mente repouse em sua própria natureza sem forma, que é una com a Shakti da consciência.

8. Samadhi Shakti

Samadhi Shakti é o poder da consciência unitária de neutralizar todas as tendências kármicas negativas e pôr um fim a todo sofrimento emocional. É a capacidade de absorver a mente no objeto da percepção, de modo que o movimento da mente não interfira mais com o nosso processo de visão.

Ter Samadhi Shakti é ser capaz de encontrar a bem-aventurança divina, a beleza e o deleite em tudo o que vivenciamos. É o poder mais elevado do Yoga, por meio do qual obtemos o fruto do Yoga, da unidade com tudo o que percebemos. Em samadhi, nós desaparecemos no oceano da Shakti. Nós permitimos que todas as energias voltem a ser absorvidas na suprema Felicidade do Ser. Para desenvolver Samadhi Shakti, aprenda a fundir a sua consciência com as aspirações mais profundas do seu coração e seja uno com todas as coisas.

Prana como Yoga Shakti

No geral, o poder do prana é a principal Shakti ou poder do Yoga. O Prana Shakti do yoga permite que tenhamos interesse, entusiasmo, devoção e energia em nossas práticas de yoga, sejam elas quais forem.

As práticas yogues da atitude correta e da ação correta (yama e niyama) permitem que acumulemos um prana espiritual na vida. Os asanas têm como objetivo remover tensões negativas e transformar o corpo num recipiente adequado para transportar o prana mais elevado. Os pranayamas servem para desenvolver o prana mais elevado, ao passo que o pratyahara funciona para internalizá-lo, de modo que possamos utilizá-lo como uma força espiritual. O dharana permite que nos concentremos nesse prana mais elevado na mente. Em dhyana, a mente reflete o prana mais elevado além de si mesma. Em samadhi, a mente se funde no prana mais elevado, em sua fonte cósmica de pura consciência.

Para desenvolver o seu prana como um Yoga Shakti, traga a consciência do Yoga para todas as suas atividades diárias. Isso significa agir de acordo com os ritmos unitários da vida e do Ser. Deixe sua vida ser Yoga em comunhão com a Vida universal.

Shaktis dos diferentes ramos do yoga

O Yoga não é uma única coisa. É uma "abordagem integral" em relação à vida e à consciência. Portanto, o Yoga tem muitas definições, dependendo do seu nível e tipo de aplicação.

O Yoga também pode ser definido em relação a diferentes estilos ou às suas abordagens clássicas principais. Essas podem ser simplificadas em quatro grandes grupos, que refletem os quatro aspectos principais da nossa natureza, cada qual com sua própria Shakti ou poder interno. Seguir esses caminhos do Yoga requer despertar a Shakti que torna possível desenvolvê-los para nós, a partir do nosso interior.

- O Yoga do Conhecimento ou Jnana Yoga: *Buddhi Shakti,* o poder da inteligência interior, percepção intuitiva, discriminação e desapego.
- O Yoga da Devoção ou Bhakti Yoga: *Prema Shakti,* o poder do amor divino, devoção, beleza e entrega.
- O Yoga do Serviço ou Karma Yoga: *Samkalpa Shakti,* força de vontade, o poder de trabalhar e de realizar as próprias motivações mais profundas.
- O Yoga das Práticas Energéticas ou Kriya Yoga: *Prana Shakti,* o poder do Prana e da Kundalini.

O verdadeiro Jnana ou conhecimento espiritual baseia-se na Buddhi Shakti, o poder da mente mais elevada de discernir o verdadeiro do falso, o eterno do transitório, o real do irreal, ou a luz da escuridão. A Buddhi Shakti é mais bem desenvolvida por meio do processo de investigação meditativa chamado de *Vichara*, especialmente na forma da investigação do Eu, seguindo a grande busca interior: "Quem sou eu?". Outras práticas, como o estudo de textos espirituais, a repetição de mantras e os exercícios de concentração ajudam no processo. Também se pode meditar na Deusa *Sundari* como a beleza do conhecimento espiritual e procurar sua graça ao longo desse caminho yogue.

A verdadeira devoção se fundamenta no despertar da Prema Shakti ou poder do amor Divino dentro de nós. A devoção real não é uma emoção egoísta. Ela não serve para promover um guru, seita ou religião contra qualquer outra, como se fosse a única verdade. Ela desperta o poder inato do amor Divino inerente à nossa alma. A melhor maneira de fazer isso é por meio do canto dos nomes e mantras do nosso Ishta Devata, ou a forma do Divino mais cara ao nosso coração, com profunda devoção. Podemos, também, meditar na Deusa *Lakshmi*, especialmente em sua forma de *Radha*, como a personificação da devoção Divina.

O verdadeiro serviço não é simplesmente fazer o que os outros nos dizem para fazer. Ele se baseia no poder da nossa força de vontade, nossa capacidade de assumir uma tarefa e completá-la, de não desistir ou vacilar até que o objetivo seja alcançado. A melhor maneira de desenvolver isso é fazer nosso trabalho com a mais plena concentração, mas com entrega ao Divino. É possível também meditar na Deusa *Durga,* como a personificação da vontade Divina de proteger, salvar e transformar o mundo.

Práticas de Yoga verdadeiramente energéticas requerem um Prana desperto dentro de nós, que é uma energia vital sintonizada com a vida cósmica e a respiração universal. A melhor maneira de realizar isso é por meio da prática de pranayama ou da respiração yogue profunda, alinhando nosso prana individual com o prana cósmico e a divindade interior. Também se pode meditar na Deusa *Kali* como a personificação do prana cósmico além da vida e da morte.

As Shaktis dos cinco *koshas* e dos sete *lokas*

O Yoga reconhece a existência de cinco *koshas*, envoltórios ou revestimentos da alma personificada (Jivatman). Cada um deles tem sua própria Shakti ou poder funcional. A alma é a presença central (linga em sânscrito), em torno da qual essas Shaktis atuam.

Cada kosha corresponde a um determinado *loka*, um mundo, nível ou plano de experiência. Além desses cinco, existem os dois princípios e reinos de *Sat* e *Chit* como Ser e Consciência, que constituem a natureza do Eu.

1. *Annamaya Kosha* ou "envoltório do alimento" – *Anna Shakti*, o poder do alimento e da nutrição, e o poder do corpo físico de digerir o alimento através do fogo digestivo. Ela se relaciona com a matéria física, o mundo físico e a divindade de Agni ou Fogo.
2. *Pranamaya Kosha* ou "envoltório da respiração" – *Prana Shakti,* poder da respiração e energia vital, a capacidade do exercício, habilidades e força dos órgãos motores e bons instintos. Ela se relaciona com o campo de energia sutil entre o físico e o astral e a divindade de Vayu ou Vento.

3. *Manomaya Kosha* ou "envoltório da mente exterior" – *Samkalpa Shakti,* força de vontade e o poder da determinação, como também a acuidade dos sentidos, o poder da imaginação e a boa expressão mental. Ela se relaciona com o mundo sutil ou astral e a divindade de Soma ou Lua.
4. *Vijnanamaya Kosha* ou "envoltório da inteligência interior" – *Buddhi Shakti,* o poder da cognição inteligente, a capacidade de raciocinar, discernir, discriminar e determinar o que é eterno, real, autêntico e verdadeiro (Satya Buddhi). Ele tem relação com os reinos sem forma da meditação mais elevada e com a divindade de Surya ou o Sol.
5. *Anandamaya Kosha,* "envoltório da bem-aventurança" – *Ananda Shakti,* poder do amor e da felicidade, a capacidade de absorver a essência da beleza e do deleite a partir das diversas experiências da vida. Ele tem relação com os reinos mais elevados da criação cósmica, o reino causal e a divindade de Akasha ou espaço.
6. Chit – o reino da Pura Consciência – *Chit Shakti,* o poder da consciência e plena atenção. Ele tem relação com o plano da pura consciência, com o Eu ou Atman enquanto divindade.
7. Sat – o reino do Puro Ser – *Sat Shakti,* o poder do Ser. Ele tem relação com o plano do puro ser, com o Absoluto ou Brahman enquanto divindade.

Ao ascender através dessas Shaktis cósmicas, nós passamos a níveis mais profundos do universo, manifesto ou não manifesto. Nossa sociedade corrente aprendeu o poder da energia e informação, mas permanece ignorante dos poderes mais elevados da inteligência, bem-aventurança, consciência e ser, que são muito maiores e mais profundos. Aprenda a entrar em contato e colocar em movimento todas essas Shaktis dentro de você.

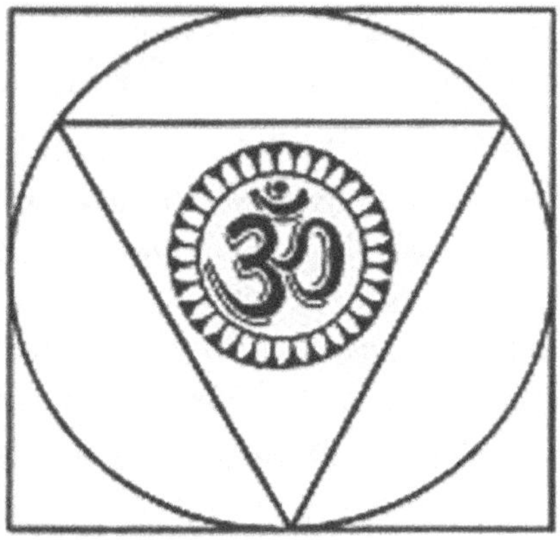

A Shakti do Relacionamento

A Shakti é o poder de unir as coisas, cuja essência é o relacionamento. A energia flui entre as coisas quando elas estão alinhadas magneticamente. O universo consiste em uma rede de campos energéticos incríveis, de níveis múltiplos, multidimensionais e interpenetrantes, em rápido movimento, oscilação e transformação. Esse tecido vivo de relacionamentos constitui o organismo cósmico.

A grade de energia do nosso corpo nos liga ao campo de energia do nosso ambiente natural mais amplo, a terra e o ar, por meio dos nossos processos biológicos de comer e respirar, bem como através do nosso movimento corporal no espaço. A grade de energia da nossa mente nos une ao campo maior da mente coletiva, tanto através das formas externas da mídia e informações, como das formas internas dos sentimentos e pensamentos. Por meio da intuição e da percepção mais profunda, nossos padrões mentais nos unem com a mente cósmica e as forças de inteligência que permeiam todo o espaço. O universo da Shakti é um campo de energia unificado e, contudo, infinitamente diversificado, onde o Uno está no Todo e o Todo está no Uno, como um vórtice de forças espiralando para sempre em direção a si mesmo.

Onde quer que haja Shakti, ela serve para nos ligar a algo além do nosso estado comum e estender nossos limites. Por intermédio do aproveitamento de algumas Shaktis físicas, a tecnologia moderna possibilitou viagens mais longas e mais rápidas em terra e no espaço, para obter mais informações e alcançar uma gama muito maior de experiências sensoriais. A tecnologia yogue – por meio do aproveitamento das Shaktis mais profundas da psique, da mente, do coração e do prana – pode nos permitir viajar além do tempo e do espaço, conhecer a verdade diretamente além de toda informação, e vivenciar a realidade de modo mais vívido do que é possível por todos os nossos sentidos.

O poder do relacionamento

Talvez a Shakti mais forte no mundo humano seja a Shakti do relacionamento e o poder da associação. O relacionamento cria os laços mais fortes na vida nos níveis físico, emocional, mental ou espiritual. Os relacionamentos definem quem nós somos por meio da nossa autoimagem, expressão pessoal e o papel social que desempenhamos.

As pessoas têm mais energia, mais Shakti no relacionamento, quando suas forças estão unidas. Em si mesmas, em isolamento, sua energia tende a tornar-se baixa ou até deprimida. Num relacionamento, nosso prana tem uma contraparte ou parceiro que pode reforçar e ampliá-lo. Mesmo ao longo do caminho espiritual podemos nos beneficiar com a associação de professores e outros discípulos para aumentar nossa aspiração e dedicação.

O relacionamento é a força mais poderosa da ligação entre os seres humanos. É muito parecido com a ligação que existe entre elétrons e prótons no átomo. Começando com os relacionamentos entre indivíduos, essa força se estende à família, à comunidade, aos pais, aos seres humanos em geral, a toda vida na Terra, a toda vida no universo e, em última análise, ao Eu Supremo além de todo tempo, espaço e manifestação. Seguir a rede universal de relacionamentos até chegar ao Eu do Todo é uma prática importante do Yoga e do Tantra. O próprio Tantra significa, literalmente, um fio, um tecido ou uma rede, aludindo à rede ou Shakti que forma as linhas interiores de força que sustentam todas as coisas no universo.

Isso significa que deveríamos ter muito cuidado com o tipo de Shakti que estamos criando em nossos relacionamentos, começando com o nível da intimidade pessoal onde essa energia é mais intensa. Será que a energia dos nossos relacionamentos é uma força espiritualizadora, que promove o crescimento interior da consciência, ou é uma força materializadora, que favorece o desejo e o apego? Será uma força criativa e nutritiva ou uma energia destrutiva e debilitante? Eles nos tornam mais gentis, inteligentes, conscientes e independentes ou mais amargos, medrosos, apegados e dependentes?

Estamos criando padrões de energia em nossos relacionamentos que possuem implicações kármicas importantes para nossa alma. As emoções geradas criam samskaras ou tendências kármicas profundas dentro de nós. Exceto se desenvolvermos e curarmos nossas associações, carregaremos seus padrões negativos para o futuro e os repetiremos muitas vezes.

É um fato interessante que as pessoas tenham químicas diferentes nos relacionamentos, geralmente acima e além do seu potencial individual para o bem ou para o mal. Algumas uniões (que podem ser de boas pessoas) muitas vezes são prejudiciais e destrutivas. Elas simplesmente não combinam. Os motivos podem ser astrológicos, kármicos ou acidentais. Outras pessoas podem ter relacionamentos harmônicos mesmo quando existem diferenças significativas em suas afinidades ou constituição física, emocional, mental ou espiritual.

Às vezes temos o que pode ser chamado de "atrações fatais". Somos atraídos e podemos nos vincular a pessoas que não são boas para nós num nível interno. Existe em todos nós uma certa busca de excitação ou *rajoguna* nos relacionamentos que pode nos tornar viciados nas pessoas erradas, assim como pode nos tornar viciados em drogas.

Ao mesmo tempo, existem conexões divinas nas relações. Temos afinidades kármicas com certos indivíduos e podemos nos conectar e comunicar com eles facilmente num nível profundo, quase como se fosse predeterminado. Os padrões de relacionamento são complexos e misteriosos. Nós devemos consentir quando a atração interna existe, mas devemos romper com atrações externas que nos fazem decair.

Bhakti Yoga, o yoga do relacionamento com o divino

Bhakti Yoga é o yoga do relacionamento com o Divino, com o Devata interno. É provavelmente o aspecto mais importante do Yoga da Divindade. O Bhakti Yoga requer que o nosso relacionamento mais fundamental seja mantido não com as outras pessoas (externamente), mas com o Divino (internamente). Isso geralmente resulta numa "atitude emocional" ou *Bhava* em relação ao Divino como pai, mãe, amor, amigo ou mestre, usando uma forma particular.

O Yoga da Divindade é um "Yoga de relacionamento interior", no qual a Divindade se torna o foco primordial da nossa atenção. Aprendemos a nos relacionar com a Divindade como se fosse outra pessoa. Esforçamo-nos para nos relacionar com a Divindade por toda a vida, vendo a face da Divindade no céu, sua forma nas montanhas e sua energia no movimento do vento ou da água. Por meio do poder da devoção podemos comungar com a consciência de todos os seres e toda a existência como se fosse a nossa própria.

Todavia, esse Yoga do relacionamento pode ser trazido aos nossos relacionamentos humanos também. Ele é a base do velho ditado védico de tratar o próprio pai, mãe, guru e hóspedes como Deus. Isso não é uma negação dos relacionamentos humanos, mas provê a base para a sua espiritualização.

O poder da associação

O "poder da associação" é bem conhecido de todos nós, seja qual for o seu resultado. O que fazemos acompanhados contém mais vitalidade e é facilmente ampliado. Esse poder é chamado de *Sanga-Shakti* em sânscrito, que se estende ao poder da comunidade e ao poder da sociedade. O desenvolvimento adequado do indivíduo depende de um campo social ou comunidade de apoio. Entrementes, o indivíduo iluminado empenha-se em criar uma sanga ou sociedade de indivíduos despertos para prosseguir com seu trabalho yogue no mundo.

Muitas comunidades especiais surgiram do poder da associação, seja uma comunidade de negócios, uma comunidade de artistas ou uma comunidade espiritual. Nós naturalmente formamos grupos, tribos, famílias e sociedades baseadas no poder estruturante dos relacionamentos.

A divindade yogue que governa esse poder de associação e comunidade é o *Ganesha*, o "senhor ou líder dos *ganas*", que significa grupos ou comunidade. Cada comunidade tem seu líder, guia, orientador principal e protetor, seu Ganesha. Esse Ganesha pode ser o guru, presidente ou CEO. Esse líder autorizado deveria agir de acordo com o dharma para prover de maneira abnegada o bem-estar de todos.

Existe também a tradição relacionada de *Sat-sanga* ou "associação com os sábios", como a associação com professores espirituais e gurus, que pode ser feita de modo formal ou informal. Quando as pessoas se unem em torno de um professor, as suas inclinações e capacidades de aprender e crescer em termos espirituais são altamente aumentadas. Isso reflete um profundo nível de associação que poderíamos chamar de "Satsanga do coração". Ele consiste em imitar os seres, poderes e princípios espirituais no nível do coração espiritual. Esse é um modo importante de conectar-se com o Guru, o qual nem sempre pode estar fisicamente acessível ou até mesmo vivo.

Essa "atitude interna de comunhão" é uma maneira importante de se conectar com os Devata, especialmente o Ishta Devata, a forma especial do Divino que a pessoa escolheu para venerar. Esse é um método-chave para desenvolver Shakti, especialmente "a força magnética de Shakti", a *Akarshana Shakti* que atrai a graça Divina para nós e permite que a levemos para os outros também. Quando a nossa força de vida e atenção é magnetizada internamente pelo poder da associação divina, então as correntes de Shakti são liberadas dentro de nós e nossa consciência pode abrir suas asas em todas as direções.

Devemos aprender a usar o poder do relacionamento para desenvolver um Yoga Shakti mais elevado. Se nossos relacionamentos são superficiais, eles irão criar uma Shakti inferior que nos leva para mais desejos e sofrimento. Para que esses relacionamentos superiores ocorram, nosso coração interior deve se alinhar com a Shakti mais alta que conseguirmos projetar.

A melhor maneira de fazer isso é imitar o relacionamento de Shiva com Shakti em nossas relações. Devemos nos centrar no poder de Shiva, ou consciência interior, como o foco do relacionamento e permitir a plena liberdade de Shakti como inteligência criativa de se expressar. O relacionamento deve ser baseado em um propósito espiritual (Shiva) mas com uma liberdade interior, graça e deleite (Shakti).

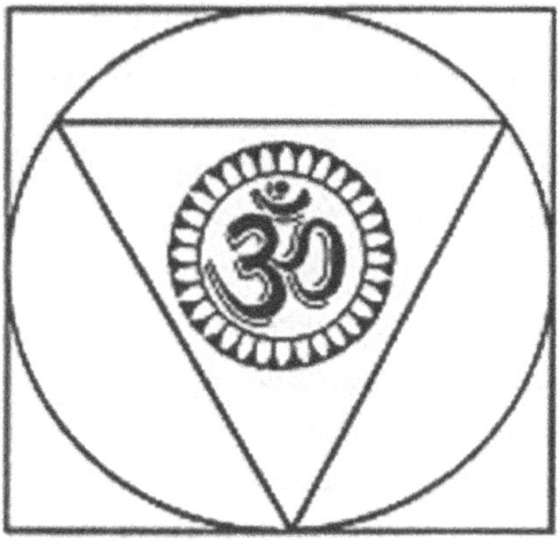

As Shaktis da Emoção

As emoções são as forças mais poderosas da nossa vida. Elas são a principal forma da Shakti que devemos aprender a harmonizar para encontrar alguma paz duradoura ou felicidade verdadeira. As emoções são a chave do nosso bem-estar interno e externo.

As emoções negativas podem causar explosões como raios, ondas ou trovão, que talvez nos peguem desprevenidos, chocando-nos e nos sobrecarregando. Elas são capazes de nos provocar estados de transtorno que podem durar dias ou anos, perturbando nosso equilíbrio interno de uma maneira fundamental. Elas têm a capacidade de afetar nossos padrões de pensamento mais profundos e nossos impulsos biológicos externos, precipitando moléstias físicas e psicológicas e tornando mais difícil para nós o nosso relacionamento com nosso ambiente.

As emoções positivas, por outro lado, são as forças curativas mais poderosas para o corpo e a mente. As palavras gentis de outra pessoa, as expressões de afeição e amizade, ou as experiências compartilhadas de alegria trazem uma vitalidade positiva e um humor melhor para nossa mente e coração, elevando-nos de uma maneira rápida e duradoura. As emoções positivas podem remover a fadiga e toxinas do corpo, eliminar bloqueios e traumas da mente e elevar nosso funcionamento geral na vida, tornando-nos mais criativos e espirituais. O próprio amor é a mais poderosa de todas as forças transformadoras, não apenas para curar, mas também para elevar nosso ser às suas alturas no Yoga Interior.

A abordagem tântrica é enfocar o poder por trás de um fenômeno, em vez de considerar sua forma externa como a verdadeira realidade. O Tantra olha para a energia por trás da emoção como o fator mais importante e não os eventos externos ou circunstâncias que podem tê-la precipitado. Enquanto manifestações da energia cósmica, todas as coisas que existem são sagradas e eternas. A energia pode se movimentar de diversas maneiras; ela pode ser mudada, mas nunca destruída. Nesse sentido, cada emoção possui sua própria energia ou Shakti, que é uma manifestação da energia vital ou prana. Isso significa que não podemos destruir uma emoção negativa, mas podemos transformar uma emoção negativa em emoção positiva e, em última análise, fundir todas as emoções num estado de paz, contentamento e felicidade (Ananda).

Podemos aprender a trabalhar com nossas energias emocionais, assim como aprendemos a lidar com as energias externas, como a eletricidade, o fogo ou o vento. Diferentes emoções proporcionam desafios distintos, mas todas as emoções podem se mostrar difíceis, porque as emoções são investidas de energias mais primordiais que os pensamentos – um tipo de poder instintivo que pode conter um forte foco no ego também. A mente intelectual não consegue dominar a emoção por esse motivo; um sentimento e consciência mais profundos, momento a momento, são requeridos para que isso aconteça.

A Shakti da raiva

É, particularmente, difícil lidar com a Shakti da raiva, porque a raiva é um sentimento que se exterioriza muito facilmente como um ataque a alguém ou algo. A raiva surge como um mecanismo de defesa profundo dentro de nós, de modo que não é fácil questionar sua validade.

A raiva é um desenvolvimento do instinto da autoproteção; seu conteúdo egoico é forte e automático. Poder-se-ia dizer que a raiva é o eu defendendo a si mesmo. Por causa do seu poder instintivo, nossa raiva nos impele à ação agressiva, levando-nos a conflitos pessoais e até mesmo causando guerras num nível coletivo.

Reconhecer o perigo da raiva, que é como um fogo violento se deixarmos que cresça, ajuda a nos manter imparciais quando seu poder surge. Honrar o fogo da raiva como uma força Divina nos possibilita remover nossa identificação pessoal com ela. Isso requer que tenhamos um fogo interno de discriminação que não acuse o outro, mas assuma a responsabilidade pelo próprio karma e nos motive à busca espiritual como o principal objetivo em nossa vida.

A meditação seguinte na Shakti da raiva também pode nos ajudar a lidar com ela: "Não há ninguém com raiva e nenhuma pessoa ou acontecimento de quem estamos com raiva. Há apenas a força da raiva como um poder cósmico. Honre o poder da raiva como uma energia universal da vida e afaste seu envolvimento pessoal com ela, e ela irá apaziguar-se, tornando-se pura vitalidade".

A Shakti do desejo

A Shakti do desejo também é muito difícil de se lidar porque o desejo é arraigado. O desejo é a base da nossa existência corporificada, a própria raiz da mente. Somos em grande medida um feixe de desejos, mudando e alterando-se a cada momento, nunca em paz ou contentes. Podemos ser facilmente manipulados por um apelo aos nossos desejos ou pela criação de desejos artificiais, que é o que o mundo comercial faz com tanta competência.

O desejo é, originalmente, uma força da imaginação. Para controlar o desejo devemos, em primeiro lugar, controlar nosso poder de imaginação. Os métodos yogues de mantra, visualização e concentração são úteis para esse propósito, que usam o poder da imaginação como uma força para o desenvolvimento espiritual. Visualizar a forma do seu Ishta Devata ou divindade escolhida é uma boa maneira de fazer isso.

Praticar a introspecção profunda para descobrir o que realmente desejamos na vida é um outro método. O que todos nós desejamos mais profundamente é a paz interior, o amor Divino e a unidade com o todo. Este "reconhecimento dos verdadeiros anseios da alma" que são eternos pode nos libertar do domínio dos desejos transitórios do ego.

A seguinte meditação na Shakti do desejo pode nos ajudar a lidar com ele: "Não há ninguém que deseja e nada desejável em si mesmo. Há apenas a força do desejo como um poder cósmico que estimula todas as criaturas à ação. Honre o poder do desejo como uma força espiritual e deseje o mais elevado para si mesmo e para todas as pessoas, abrindo mão de todos os desejos menores".

A Shakti do medo

A Shakti do medo é de contração, ocultação e autodefesa. Isso também faz com que seja muito difícil de abordar e mais ainda de mudar. O medo surge quando nos sentimos atacados ou ameaçados, especialmente quando a dor é criada ou nossa vida está em perigo.

Todos os medos estão fundamentados no medo da morte. Lidar realmente com o medo é enfrentar o medo da morte. O mundo em que vivemos é sempre incerto e a morte é uma companhia constante. Honrar a morte como um professor interior é uma maneira importante de se fazer isso. A meditação na morte é um outro método. Venerar a Deusa Kali, que representa a vida eterna além da morte, pode nos ajudar nesse sentido. É a partir da ideia de uma segunda entidade, alguém à parte de nós ou oposto a nós, que o medo surge.[34] Quando reconhecemos que o universo inteiro é uno com nosso Eu mais profundo, o próprio fundamento do medo desaparece.

A seguinte meditação na Shakti do medo também pode nos ajudar a lidar com ele: "Não há nada além do meu verdadeiro Eu no universo inteiro. Não há ninguém que teme e nada a temer. Há apenas a força do medo como um poder cósmico. Honre o poder do medo como uma energia universal de vida e afaste seu envolvimento pessoal com ele, e ele desaparecerá em pura vitalidade".

Emoções como poderes cósmicos

Uma das melhores maneiras de trabalhar com as emoções no Yoga é honrar todas as emoções como Devatas, formas de Deuses e Deusas. Por exemplo, se estivermos zangados, podemos entregar nossa raiva a *Rudra,* a forma irada de Shiva, para transformá-la. Nesse sentido, é importante não projetar nenhum pensamento prejudicial sobre a pessoa de quem podemos estar com raiva. Devemos nos render à raiva como uma força Divina e abrir mão da nossa raiva pessoal.

Se estivermos presos a desejos, podemos olhar para as belas formas da divindade, como a Deusa *Sundari*, e oferecer nosso desejo pessoal a ela. Se estivermos temerosos, podemos invocar *Durga,* a forma protetora da Deusa Mãe para nos ajudar, a qual mantém seus filhos a salvo de todas as dificuldades e perigos, inclusive a própria morte. Ou podemos invocar *Rama*, que é a forma de Vishnu que protege todos os seres vivos do medo e da aflição.

Uma outra maneira é considerar as emoções como meros papéis ou atitudes da mente, como faz um ator, e aprender a brincar com elas. Nas peças de teatro tradicionais da Índia, os atores e as atrizes cultivam as emoções, *bhavas* ou *rasas*, como o medo, o desejo, a raiva, o desgosto e a alegria, aprendendo a vesti-las como máscaras que o nosso Prana usa em sua dança da vida.

Devemos ser capazes de compreender todas as cores da emoção sem nos deixar dominar por elas. Para fazer isso, devemos, em primeiro lugar, reconhecer e enfrentar a emoção, não como mera força pessoal, mas como um poder cósmico. Se nos rendermos à Shakti Divina por trás da emoção, então todas as emoções poderão ser transmutadas em luz e energia curativas para o coração.

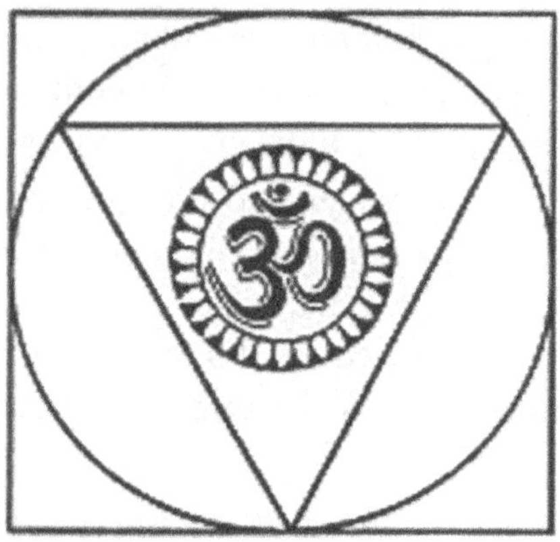

Shaktis Curativas

A Shakti é o maior poder do bem-estar espiritual, psicológico e físico. Ao nos conectarmos a ela, podemos fazer maravilhas para curar a nós mesmos e as outras pessoas, até mesmo de doenças e desequilíbrios graves. Indo diretamente à fonte da Shakti curativa universal, podemos ir além das limitações de todas as terapias exteriores e beber internamente na fonte da vitalidade e energia infinitas.

Cada coisa no universo possui seu próprio poder curativo ou Shakti. A medicina ayurvédica nos ensina a reconhecer e trabalhar com essas diferentes Shaktis curativas em suas diversas terapias. O Yoga também deve considerar os papéis delas para que qualquer terapia através do Yoga seja realmente eficaz. Neste capítulo, as Shaktis curativas esboçadas poderiam constituir, por si só, todo um objeto de estudo.

A atmosfera ou esfera da Shakti

A atmosfera é a esfera dominante do Prana, o reino da força vital global por meio da qual funciona o organismo planetário. O termo "atmos" da palavra atmosfera deriva do termo grego que designa respiração, relacionado ao termo sânscrito Atman, que não é apenas respiração, mas também o Espírito.

As forças da atmosfera – o que é chamado de esfera do vento ou *Vayu Mandala* no pensamento védico – são responsáveis pelo tempo e as mudanças sazonais, que propulsionam o movimento da vida no planeta. A atmosfera é a própria respiração do planeta, que confere vida a todas as criaturas!

As forças atmosféricas e seus padrões climáticos são os fatores fundamentais no mundo externo de saúde e bem-estar. Nossa capacidade de adaptação às suas mudanças diárias e sazonais determina se vamos resistir ou sucumbir a doenças infecciosas, começando com o resfriado comum até chegar às pragas e epidemias. As forças atmosféricas carregam os poderes do calor e do frio, da umidade e da aridez, o vento e a luz do sol que deixam sua marca em nosso corpo e suas energias. Elas criam o ambiente externo, com o qual nosso ambiente interno ou estado corporal deve se harmonizar para manter o equilíbrio.

Cada um de nós pode ser considerado uma manifestação da atmosfera, encarnados como um ser individual, que existe como a respiração dentro de nós. Criaturas vivas são formas atmosféricas que se movem pela superfície do planeta como os ventos. Além disso, temos a nossa própria "atmosfera interna", nossa esfera emocional e energética. A forma como nos ajustamos a ela por meio dos nossos humores é essencial para o nosso bem-estar psicológico.

O raio na atmosfera reflete a Shakti vibrante ou força vital da Terra, mantendo a energia solar nas nuvens, que trazem a chuva que nutre todas as criaturas vivas. *A atmosfera é a grande esfera da Shakti na Terra,* com suas espetaculares tempestades e nuvens mutantes que se movem rapidamente durante o dia, ou até durante as horas. Sem o fluxo dinâmico do ar através da atmosfera, a vida não seria possível nem mesmo por um minuto.

Atualmente, à medida que nós poluímos a atmosfera, nós perturbamos o fluxo da Shakti no planeta e isso é o mesmo que brincar com raios. Isso levará a consequências destrutivas à medida que perturba as correntes bioelétricas da natureza. O aumento global recente dos furacões, das secas e das inundações indica as possíveis calamidades que uma interferência desse porte com a raiz do poder da natureza pode provocar. Se desorganizarmos gravemente as Shaktis da natureza, colocaremos em ação forças que estão além do nosso controle e que poderão, finalmente, ameaçar a própria existência da civilização que conhecemos.

Devemos aprender a trabalhar com as Shaktis da natureza, em vez de ir contra elas. Para que isso seja realmente possível devemos, em primeiro lugar, reconhecer e honrar essas forças da natureza como as Shaktis ou Deusas que realmente são. Uma boa maneira é fazer rituais, mantras e preces para a Deusa da Terra, *Bhumi Devi,* em nossas práticas de yoga e de cura. Deveríamos também honrar a grande Deusa *Durga,* que representa a forma protetora e salvadora da Mãe trabalhando através de toda a natureza.

As Shaktis curativas das plantas

Os poderes curativos da atmosfera entram nas plantas basicamente através da chuva. As plantas, tanto alimentos como ervas, são nossas substâncias curativas naturais, que transportam o fluido da vida e da luz.

Os alimentos têm seu potencial especial de cura e nutrição e poderes ou Shaktis. Estes estão refletidos não apenas na constituição do volume de itens alimentares específicos, em termos de açúcares, gorduras e proteínas, mas também nos nutrientes sutis de vitaminas, minerais e enzimas. Num nível profundo, isso inclui o prana que eles portam e o amor com que são preparados.

Embora tenham menor poder nutritivo, as ervas têm Shaktis mais fortes que os alimentos. Isso é refletido em seus poderes terapêuticos de promover o suor ou a urinação, de remover o frio ou a febre, de estancar o sangramento, de promover a cura de feridas ou de facilitar o rejuvenescimento, para listar apenas algumas de suas inúmeras capacidades.

As Shaktis dos alimentos e ervas residem principalmente em seu poder energético, conforme definido na medicina Ayurvédica como paladar, efeito de aquecimento ou esfriamento e efeitos de longo prazo no sistema digestivo, bem como outras propriedades especiais.[35] Um bom médico ayurvédico conhece os poderes curativos e propriedades, tanto dos alimentos como das ervas. Isso inclui suas potências inerentes e como eles podem ser alterados por meio de várias preparações ou combinações.[36] Quando aprendemos a provar e absorver a Shakti nos alimentos e ervas, eles ganham um poder curativo muito maior que seus constituintes químicos particulares. Eles também podem pôr em movimento processos transformadores na mente e no coração.

Para trabalhar com a Shakti curativa das plantas, uma boa prática é selecionar uma erva curativa especial e aprender a trabalhar com seu poder curativo como um poder da Deusa. Use a planta como o seu Ishta Devata, ou divindade escolhida entre as plantas, por assim dizer. Entre as plantas especiais usadas para isso na Índia constam o aloe vera, o manjericão sagrado indiano (tulsi), o açafrão-da-índia, a fruta de Bael e a fruta do Neem, bem como a figueira sagrada ou árvore Ashvattha. Podemos também utilizar nossas plantas aromáticas locais como artemísia, menta, junípero ou rosa; na verdade, qualquer planta com a qual tenhamos afinidade. Os chás das ervas transportam a Shakti da planta, que tem efeitos não apenas no corpo, mas também na mente e sistema nervoso.

A cura e a Shakti

A Shakti é a própria força de cura, começando com a energia da consciência que traz equilíbrio e integração a tudo o que ela examina. Diferentes terapias de cura têm suas Shaktis específicas, como o poder curativo da massagem e do toque terapêutico. A cura prânica ou através da energia é também um tipo de "cura pela Shakti", à medida que trabalha diretamente através da energia cósmica. Mas ela requer que o terapeuta ressoe internamente com o poder da Shakti, que é baseado na sabedoria, devoção e vitalidade interna.

Para a cura ideal, a Shakti curativa apropriada precisa ser aplicada em relação aos desequilíbrios específicos dentro da pessoa. Essa Shakti interior na medicina ayurvédica é definida em termos de *Ojas,* ou a força imunológica, resistência física e emocional, paz, equilíbrio e contentamento da pessoa. As pessoas com bons Ojas vivem mais, têm maior estabilidade mental e, espiritualmente, estão mais em paz. Seus poderes curativos podem ser imensos. Para desenvolver esse Ojas ou poder interno, devemos ser capazes de reter o próprio Prana ou força vital internamente, dirigindo-o aos poderes cósmicos e não apenas às diversões externas mundanas. O Ayurveda contém muitas terapias especiais de rejuvenescimento para aumentar os Ojas.[37]

A principal Shakti ou poder de cura encontra-se no próprio Prana. É o Prana, a energia vital dos alimentos, ervas, massagem e outros métodos de tratamento, que opera para nos curar. Diferentes terapias são simplesmente diversos meios de criar e dirigir o prana de diferentes maneiras. Em última análise, é o Prana do agente de cura o fator essencial ou Shakti curativa e a maneira como ele se alinha com o Prana do paciente.

A melhor maneira de iniciar um processo de cura é honrando a Shakti, tanto como uma força vital geral como nas terapias específicas que podem ser empregadas. Devemos honrar a Shakti curativa tanto no terapeuta quanto no paciente e buscar sua graça para que o tratamento ocorra sem obstruções.

Uma clínica ou sala de tratamento deveria ser um templo para a Shakti. Manter Shaktis curativas especiais presentes ali ajuda nesse processo. Isso significa que a sala de tratamento ou clínica deveria conter plantas especiais, flores, aromas agradáveis, cores, pedras preciosas, padrões geométricos e outras formas e símbolos da Deusa. Rituais diários, cânticos, música, mantra e meditação deveriam ocorrer para criar o espaço sagrado da cura para que a Shakti da cura se manifeste. Honrar a Deusa como a fonte da Shakti é ainda melhor.

A Shakti e os três doshas

A medicina ayurvédica fundamenta-se num reconhecimento dos três *doshas* ou "humores biológicos" básicos de *Vata* (vento), *Pitta* (fogo) e *Kapha* (água). Esses três doshas são os fatores primordiais por trás do nosso funcionamento biológico bem como do processo da doença. Um dos doshas geralmente coloca sua marca característica no tipo constitucional da pessoa, como os tipos Vata (ar), os tipos Pitta (fogo) e os tipos Kapha (água). As dietas ayurvédicas e terapias específicas são projetadas de acordo com esses tipos.

Poderíamos dizer que os três doshas são as três formas biológicas principais da Shakti. Cada dosha é uma força poderosa em funcionamento por intermédio da nossa anatomia e fisiologia. Os três doshas, por sua vez, refletem poderes curativos mais profundos do *Prana* (Vata) ou energia vital, *Tejas*

(Pitta) ou energia interna e *Ojas* (Kapha) ou resistência básica. Esse Prana primário é a essência curativa do ar e da vida. Tejas é a essência curativa do fogo, luz e calor. Ojas é a essência curativa da água, emoção e nutrição.[38]

Essas três forças sutis, por sua vez, refletem os três grandes poderes cósmicos de *Vayu* (Prana) ou o vento cósmico e força do relâmpago, *Agni* (Tejas) ou o fogo cósmico, *Soma* (Kapha) ou as águas cósmicas e os poderes da luz do Raio, Fogo e Lua. Eles estão refletidos nos três centros de energia no corpo sutil, sendo que a Lua e Soma se relacionam com o chakra da coroa, o Fogo ou Agni ao chakra da raiz e Vayu ou o Vento ao chakra do coração.

Podemos curar os doshas em um nível yogue acessando esses três poderes mais elevados, por meio do pranayama (Vento), mantra (Fogo) e meditação (a Lua). Desse modo, podemos usar nossas próprias Shaktis internas para mudar a força energética do corpo e da mente.

Aprenda a tornar-se receptivo às Shaktis curativas da natureza à sua volta, na condição de poderes da sua própria natureza interior e na ligação com a Deusa ou Mãe Divina. Todos os poderes curativos do universo pertencem a você, começando com o Prana ou energia vital, que é a força universal. Todas as Shaktis curativas são poderes do seu próprio Eu mais profundo, a graça que a Suprema Shakti proporcionou para o seu bem-estar em todos os níveis. Aprenda a tirar a Shakti da cura do fundo do seu coração e uni-la com o grande reservatório da energia cósmica que permeia todo o espaço, de modo que possamos restaurar o equilíbrio e a harmonia no mundo à nossa volta.

PARTE TRÊS

As Formas e Personalidades da Deusa

Vendo a sua forma especial sutil como um risco de Raio, feita do Sol, Lua e Fogo, colocada acima dos seis chakras, grandes yogues com suas mentes purificadas das impurezas de Maya, mantêm a percepção de você no lótus de mil pétalas como a suprema onda da bem-aventurança.
SHANKARACHARYA, *SAUNDARYA LAHARI* 21

A seção seguinte examina diversas Deusas hindus importantes que personificam a Shakti universal, basicamente Kali, Sundari e Bhairavi. Por intermédio dessas personificações do poder feminino divino, podemos nos comunicar diretamente com a energia cósmica e assim receber a sua graça e apoio em tudo o que fazemos.

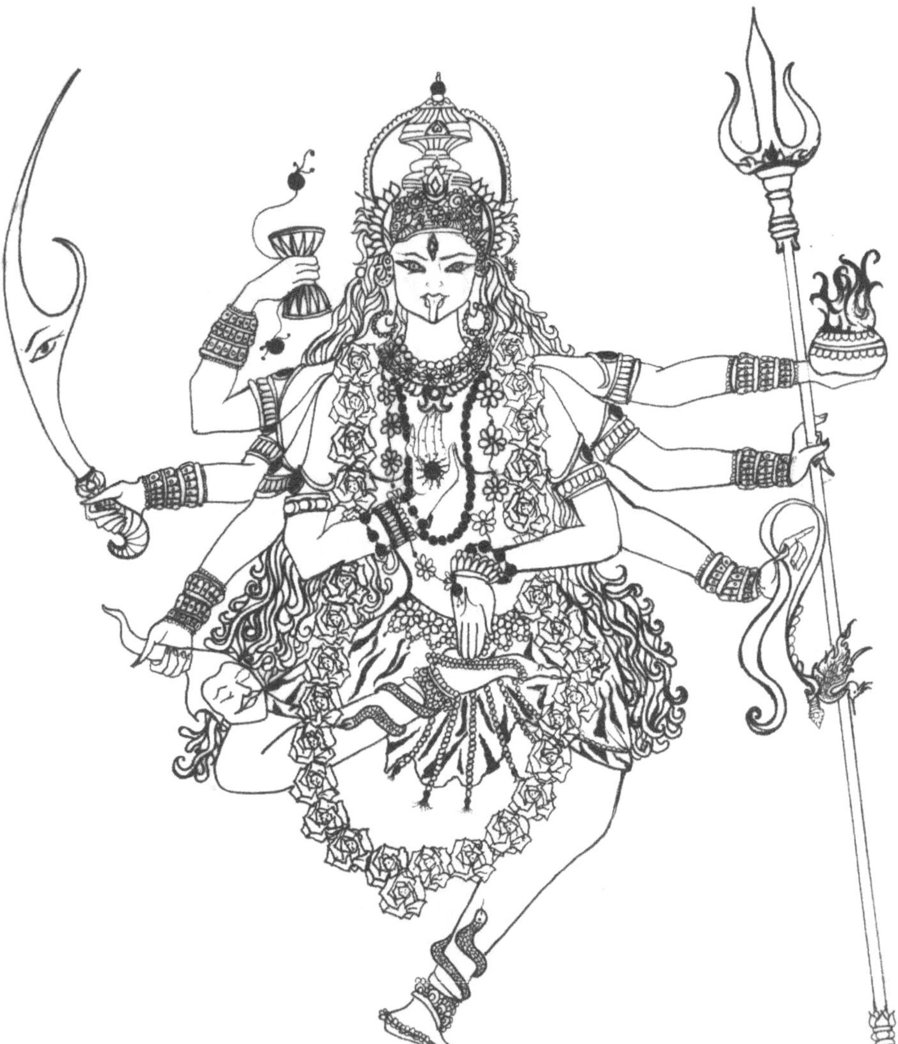

Nritya Kali

A Personalidade da Shakti

A Shakti universal ou poder cósmico, embora pareça inanimada em suas ações através das forças da natureza, tem a sua própria personalidade. Na verdade, a Deusa tem a personalidade mais espantosa e atraente, porque toda energia, mágica e beleza residem nela. Essa "Personalidade da Deusa" tem sido honrada e venerada nas tradições espirituais no mundo todo e é, sem sombra de dúvida, essencial dentro das religiões mais antigas e naturais da humanidade.

É claro que pode ser difícil investir as forças da natureza de uma personalidade, muito menos ainda da graça e carisma de uma Deusa! Mas à medida que observamos a beleza e maravilha do universo à nossa volta, podemos sentir facilmente uma face Divina por trás dela. A Mãe Natureza é conhecida por todos nós, mas talvez não tenhamos olhado profundamente o bastante para tudo o que ela representa, o que está muito além do nosso ambiente terrestre, para enxergar a Deusa por trás dela.

A forma primordial da Deusa é uma forma etérea de raio ou energia elétrica inerente a toda a existência. O corpo elétrico da Deusa permeia todo o espaço e vibra com todo o potencial sensorial através do qual podemos sentir a vida. Ele é a base não apenas das maravilhas da galáxia, mas da complexidade da nossa própria mente e sistema nervoso!

O raio tem a velocidade, variabilidade, beleza e encanto da natureza feminina. Ser capaz de ver a personalidade da Deusa inerente no raio é começar a abordar a Deusa em sua real majestade. As forças da natureza não são meras formações físicas que trabalham de maneira mecânica, mas grandes Deusas, expressões de uma vida e consciência mais vastas. Existe um espírito feminino, uma beleza, frivolidade e um caráter imprevisível no vento, na água, nas nuvens e na chuva. As forças da natureza refletem os humores da Deusa à medida que ela ostenta a sua beleza e charme ante o Espírito Cósmico, através dos ritmos do tempo.

A maioria de nós não vê essa dança do Amor Divino oculta na ação da Natureza e do Espírito. Entretanto, aqueles entre nós cujo olho interior está aberto podem encontrar um encanto infinito na interação dessas duas forças primordiais, que podem ser chamadas de "Shiva e Shakti", "Radha e Krishna", ou outras formas do Deus e da Deusa, o poder cósmico masculino e o feminino. Yogues iluminados encontram a felicidade morando sozinhos na natureza, sentindo o universo inteiro em seu próprio ser.

A maioria de nós encontra-se inconsciente dos nossos companheiros não encarnados no mundo, os quais tratamos como se não tivessem uma consciência real ou vida própria. Pensamos que apenas os seres encarnados têm algum tipo de consciência, sem perceber que a consciência permeia tudo, até mesmo o reino inanimado. Não conseguimos nos comunicar com o vento, o fogo, as estrelas ou as águas à nossa volta, alienando-nos do nosso Eu mais vasto e da comunidade cósmica.

As forças da natureza são formações do Universo Consciente com seu próprio propósito, drama e manifestação, em relação às quais a nossa vida humana é, no melhor dos casos, um reflexo e, no pior, uma sombra. Evocá-las expande os horizontes da nossa alma e nos desperta para o nosso lugar real no universo. Vamos romper as barreiras da comunicação que surgem do ego humano e abraçar não apenas as plantas e animais, mas os próprios planetas e estrelas em sua vida e consciência, incluindo o chão onde nós pisamos!

Quando não conseguimos reconhecer a presença da Deusa dentro de nós e à nossa volta, perdemos a beleza e o esplendor real da vida. Deixamos de acessar o poder universal, fonte exclusiva de satisfação das nossas necessidades reais de energia, que é a nossa necessidade interna de energia da consciência! Enquanto reconhecemos a energia da Shakti, não nos esqueçamos de suas personalidades maravilhosas, as Devis que são as suas manifestações. A sua face e voz estão ocultas em cada folha, flor, floco de neve e estrela, estendendo-se a todo o tempo, o espaço e além.

Quando aprendemos a nos comunicar com as grandes personalidades da Deusa, elas podem abrir todos os segredos do universo para nós, refletindo um poder maior do que qualquer tecnologia possível. Podemos nos relacionar com as forças transformadoras da natureza assim como faríamos com a nossa própria mãe. Esse é o melhor alicerce sobre o qual nos aproximamos da Deusa, que é a Mãe de todos.

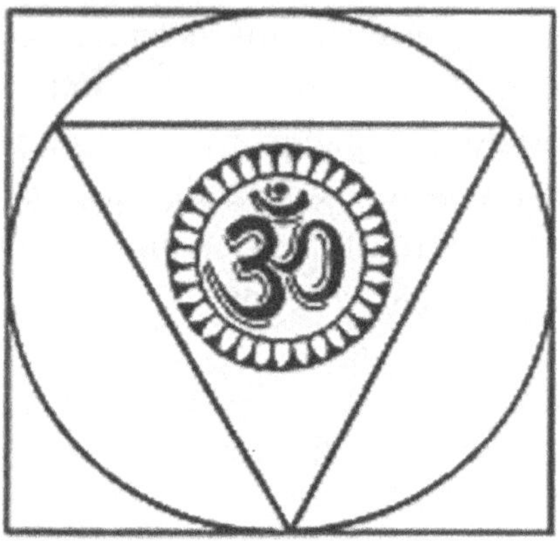

A Deusa Kali: A Shakti Suprema do Espaço Infinito e do Tempo Eterno

Kali deve ser a mais malcompreendida e temida de todas as grandes Deusas hindus. Com seu colar de caveiras, o cutelo de cortar cabeça respingando sangue, presas e corpo escuro, é difícil para muitos de nós olhar para a sua forma. Kali recebeu apelidos como feroz, terrível, belicosa e cruel. Ela é associada aos poderes da morte e da destruição.

Entretanto, essa aparência assustadora é apenas a face externa de Kali, como ela aparece para aqueles que não estão despertos em suas mentes e corações internos, e mesmo isso costuma ser retratado de uma maneira grosseira. Para aqueles em quem a Shakti do Yoga está desperta, Kali é muito linda, feliz e compassiva na aparência e na ação. Ela é a forma universal da Deusa como Espaço Infinito, Tempo Eterno e Energia Irresistível. As suas faces, olhos, ouvidos e mentes estão em toda parte. A sua voz, braços e pernas se movem e agem em todos os planos da existência.

Kali é o poder por trás do tempo e do espaço que energiza todas as coisas através de uma força elétrica secreta. Sem a sua aprovação, nem mesmo uma partícula subatômica pode se mover por um microssegundo. Da perspectiva dela, até mesmo as grandes nuvens de nebulosas galácticas não passam de redemoinhos de poeira momentânea que se acomodam em seus pés de lótus. É essa natureza transcendente de Kali que faz com que ela pareça terrível para a visão externa, condicionados como estamos a formas e forças definíveis dentro dos limites do tempo, do espaço e da personalidade. Essa visão de Kali como se fosse terrível não é uma percepção verdadeira de sua natureza real. É a reação do nosso ego ao seu poder impressionante, no qual nossa vida humana se torna no máximo um reflexo e no pior dos casos uma falsidade. Embora talvez tenhamos que passar através da porta do terror de Kali, isso é apenas um movimento de purificação com o objetivo de descobrir a realidade bem-aventurada de Kali dentro de tudo.

Kali é uma das muitas formas "escuras" da Deusa, como a Madona negra. A sua cor remete à terra, à fertilidade, à noite, ao espaço ilimitado, à caverna e ao útero. É uma escuridão criativa e transformadora e não uma escuridão de limitação, ignorância ou mal. É a nuvem escura da qual emergem tanto o raio como a chuva, para produzir a vida. A Deusa Negra é a forma de mistério, segredo, transição, origem e fim. Ela representa a profundidade secreta de toda a experiência interior e realização espiritual.

Complementares às formas escuras da Deusa, existem as formas brancas ou claras. Sarasvati, a Deusa Hindu da sabedoria, é uma desse tipo, de cor branca, projetando a pura virtude, graça e beleza, tanto na aparência exterior como na sua realidade interior. A Deusa Branca e a Deusa Negra não se opõem uma à outra. Elas representam as correntes alternadas de dia e noite, criação e dissolução. Todavia, é apenas quando enfrentamos e transformamos a escuridão – que é a ação de Kali – que podemos realmente gerar uma luz além do desejo, do medo e da dualidade.

O significado de Kali

A raiz sânscrita "**kal**", da qual se origina o nome **Kali**, tem muitos significados: "colocar e manter em ação", com relação ao tempo; "distribuir igualmente e harmonizar", com relação ao espaço e "contar" com relação à forma. Num nível interno, ela também significa "pensar ou imaginar", incluindo "conceber". Todas essas indicações são relevantes para a Deusa Kali.

Kali é a forma feminina de tempo, ou **Kāla**. Ela é a Deusa do Tempo e da Eternidade, que é a testemunha silenciosa de todas as coisas. Contudo, Kala não significa apenas tempo no sentido abstrato; Kala refere-se às divisões do tempo, os ritmos dos dias, meses e estações, por meio dos quais o poder do Eterno e suas ondas recorrentes de presença se revelam. Kali é a energia Eterna que causa todas as transformações no tempo de criação e destruição, nascimento e morte.

Kali é também o Espaço Infinito, não apenas como um vazio pano de fundo, mas como a matriz subjacente que permite que as coisas mantenham as suas formas e sustentem a vida. O seu corpo é todo de espaço, especialmente nos reinos não manifestos além de toda criação, simbolizado por seu cabelo azul-escuro.

Outra palavra importante que deriva da raiz "**kal**", é **Kalā** que significa arte, incluindo música, dança, poesia e teatro, e que se refere à distribuição harmoniosa da forma, como as facetas de uma joia. Kali é uma incorporação de todas as 64 artes e é também o poder de conferir beleza às formas. Um termo relacionado, *Kalyani,* também significa belo e auspicioso.

Kali tem muitas formas e manifestações diferentes; algumas das quais são assustadoras. Ela é *Smashana Kali,* "a Kali que reside nos campos crematórios". Mas a sua presença na morte ocorre para transportar a alma para fora do corpo, para os mundos superiores. Kali é a nossa salvadora na hora da morte e não o sofrimento inerente ao processo de morrer. Se nos rendermos à sua graça, a morte se torna uma transformação e libertação para a alma.

Ela é *Guhya Kali,* ou a "Kali misteriosa", a energia que está oculta em lugares secretos, no útero, na caverna, na noite, no chão ou no campo do infinito espaço além das estrelas. Quando aceitamos a energia do seu paradoxo e ambiguidade em nossa vida, que é o mistério existente por Si só de tudo o que é ou poderá ser, então nossa vida se torna mágica e sublime, repleta de significados sutis em tudo o que nós vivenciamos.

Ela é *Bhadra Kali,* ou "Kali auspiciosa". Embora Bhadra Kali geralmente seja retratada em sua forma feroz, o seu nome sugere uma energia mais gentil. Ao assumir o controle sobre os poderes do sofrimento, morte e destruição, Kali os transforma em ferramentas para o crescimento interior. Ela não exerce nenhum poder negativo sobre os seus devotos, mas remove toda negatividade para o benefício deles, que é a maior de todas as bênçãos.

Ela é *Dakshina Kali* ou "Kali que tem discriminação". Nesse sentido, Kali reflete *Dakshinamurti,* a forma juvenil de Shiva como o grande professor do mundo que, sentado sob uma figueira-de-bengala, pode iluminar os rishis e yogues mais idosos apenas pelo poder do seu silêncio. Kali possui a percepção duradoura nascida da eternidade, que a torna atemporal e sempre jovem. Não é preciso muito esforço para discriminar o eterno e o transitório em sua presença. Ela nos infunde com o eterno, no qual o transitório não apenas desaparece, mas se revela como uma simples onda num mar infinito.

Kali não nega simplesmente o mundo relegando-o ao nada; ela revela a pungência da presença eterna espelhada em cada evento transitório. Sob a sua graça, cada experiência ganha um significado duradouro, até mesmo simples atividades diárias, como lavar pratos ou cuidar de um jardim. Por meio de sua visão vitalizadora, o mundo se torna mais maravilhoso, toda Natureza se torna viva com as correntes bem-aventuradas do supremo Brahman e todos os nós do sofrimento no coração são liberados em alegria.

A forma feroz de Kali destrói todos os demônios que nos assaltam, as forças negativas do ego e as emoções turbulentas que nos derrubam na vida. Ela conquista a própria morte, vencendo a maior de todas as batalhas, aquela da alma para a vida imortal. Kali representa a suprema vitória do Divino sobre tudo o que é não divino, da luz sobre a escuridão, a verdade sobre a falsidade, o ilimitado sobre o limitado. Kali nos proporciona o maior triunfo cósmico, no qual todo sofrimento, dor e negatividade são superados para sempre no Absoluto. Com a sua vitória, toda luta chega a um fim por todo o tempo. Aqueles que se renderam a Kali não morrem nunca. Para eles, a morte não é um inimigo, mas simplesmente um reflexo da luz imortal dela.

Entretanto, para descobrir a forma mais bem-aventurada de Kali, devemos em primeiro lugar nos dispor a abrir mão do nosso próprio sofrimento, apegos, medos e desejos. É importante notar que eu não disse que devemos tentar eliminar essas coisas. Não podemos e não precisamos eliminar nada que seja parte da vida. Mas podemos liberar todas as coisas de volta à sua origem no Infinito e no Eterno, como uma corrente fluindo de volta para o oceano. Uma vez que paramos de nos agarrar às coisas, cada acontecimento na vida se revelará como uma atividade Divina e comunicará a nós uma mensagem de deleite.

A energia de Kali

A força de Kali é a energia mais poderosa que pode nos orientar em nossa jornada interior. Ela transforma a escuridão em luz, revelando a radiância espiritual mais profunda que está oculta por trás de toda obscuridade aparente. Não é preciso temer o seu poder, mas não podemos descobrir a sua graça a menos que estejamos dispostos a enfrentar nossos próprios medos, do mesmo modo que um alpinista deve desafiar seus medos para escalar um cume elevado. A vida é uma aventura e suas dificuldades são os declives íngremes que encontramos no caminho. Que não sejamos dominados por esses obstáculos de curto prazo, mas que estejamos dispostos a fazer um esforço maior para descobrir a verdade que é universal. Kali estará presente ao nosso lado, para proporcionar a energia e a capacidade adicional, se recorrermos a ela com sinceridade!

Do útero de Kali surge o seu raio de Espaço Infinito e Tempo Eterno, que mantém o universo inteiro em movimento. Internamente, seu poder radiante de percepção nos desperta para a nossa própria natureza infinita e eterna. O seu prana radiante nos revigora com a vida eterna, abrindo todos os chakras e nadis dentro de nós. Sua radiância líquida flui através do yogue em correntes de bem-aventurança, levando-nos além do corpo e da mente. Kali é a suprema *Yogini,* ou alta sacerdotisa do Yoga, que orienta nossa prática interior em cada passo, desde o nosso desapontamento inicial com a vida comum até a nossa fusão final no Brahman supremo.

Do ponto de vista da consciência interior, o tempo eterno se torna espaço infinito. Em vez de um movimento do passado para o futuro, o tempo se torna como o espaço, uma expansão interminável sem começo nem fim. É possível nos movermos a diferentes lugares no tempo, do mesmo modo como podemos nos mover a diferentes lugares no espaço, abrangendo todo o tempo como um único momento. Esse tipo de "viagem no tempo", no qual se vai além do tempo, é uma das visões transcendentes de Kali, que rompe todas as divisões do tempo e do espaço.

O Eterno e o Infinito são um, numa presença interminável e podem ser agarrados num único momento e num único ponto, como um foco puro. É desse foco universal que surge o raio de Kali. Kali sorri em nossa direção a partir de dentro e além de todas as coisas, como o centro e o horizonte de todas as possibilidades.

Kali não é apenas a eternidade além do tempo, ela é o poder dinâmico dentro do tempo de transformar todas as coisas. Ela divide a eternidade nas fases e ritmos do tempo, que constitui a sua dança interminável. Ela reflete a beleza da eternidade nos movimentos do tempo através do dia, mês, ano, tempo de vida e idade do mundo até a própria vida do universo inteiro. Todos os movimentos do tempo não passam de ondas no mar da eternidade. Eles são a atividade de Kali à medida que ela tece a eternidade em formas e expressões sempre novas, através da luz dos corpos celestiais que ela põe em movimento por intermédio de sua graça.

Kali não é apenas o Espaço Infinito, mas o poder do lugar e direção dentro do espaço. Cada posição no espaço é formação da geografia do Infinito. Cada lugar tem sua própria Shakti, que é seu poder singular de expressar algum aspecto do infinito de uma maneira especial. Esse "poder do lugar" é refletido na geologia e geografia do local e na ação das criaturas dentro dele. A esse respeito, podemos descobrir o infinito e o ilimitado em cada lugar. Cada local que visitamos tem algo novo para nos mostrar, algo que não vimos antes, que pode funcionar para nós como uma janela para o infinito.

Cada direção do espaço nos traz uma porção da energia do Infinito, a partir do poder espiritual no nordeste, a direção de *Ishana*, a força Divina da inspiração, até a submissão mundana no sudoeste, a direção de *Nirriti,* a força mundana do controle e destruição, como foi claramente explicado no *Vastu Shastra,* a ciência direcional védica. Todas as direções são facetas do poder espacial de Kali para criar vida e mudança. Kali é o círculo cujo centro está em toda parte e a circunferência em lugar nenhum, todavia suas curvas dão forma a todas as coisas, provendo o ímpeto para que todas as coisas retornem para ela novamente.

À medida que o eterno e o infinito se interpenetram, isso também ocorre com os poderes do tempo e do lugar de Kali. O tempo como nossa experiência dá poder a um lugar, tornando-o significativo para nós. Da mesma maneira, o lugar onde vivemos empresta poder ao tempo e torna os acontecimentos vividos ali mais significativos para nós. Essas são todas dádivas da grande Deusa. Quando vemos seu poder e a sua beleza em todos os tempos e lugares, nós transcendemos o tempo e o espaço e nos tornamos unos com Kali, a partir do silêncio e quietude do Shiva Supremo, com quem ela está para sempre unida.

Kali enquanto Shakti do Yoga

Kali é a principal Deusa do Yoga, o pano de fundo da *Shakti do Yoga*, o poder da ação yogue ou Kriya. Ela reflete o magnetismo interior que atrai nossa energia para dentro, a qual faz com que busquemos o eterno e percamos interesse nos afazeres externos da vida. Kali é o movimento elétrico da alma até a Divindade. Ela é a voz divina reverberando dentro de nós com grande força transformadora. Ela é a vontade Divina trabalhando por meio de nós com um ímpeto indomável, que surge quando deixamos nosso pequeno eu desaparecer no segundo plano.

Kali é o grande Prana ou força vital cósmica que é o sangue da vida do universo. Ela representa o desejo mais primordial de todos os seres vivos, o desejo de viver para sempre e nunca morrer. Esse anseio essencial pela imortalidade não é mera ilusão ou arrogância; ele é o próprio reflexo de *Sat* ou "Puro Ser" na direção da criação, a porção do Eterno que constitui a nossa alma.

Kali também representa o poder primordial do amor Divino, que é encontrar a união perfeita, pura e eterna, a presença de Shiva, o Ser e Consciência Eterno oculto em toda vida. Até mesmo por trás dos nossos desejos comuns, encontra-se a força ascendente de Kali, instigando-nos a buscar algo mais belo e magnífico, fazendo-nos infelizes com aquilo que acumulamos, para nos mover adiante em direção a uma realidade maior, até que ultrapassemos o universo inteiro para os campos intermináveis do Absoluto.

A vontade de Kali gera o momento decisivo do despertar espiritual dentro de nós, no qual compreendemos que a verdadeira felicidade não pode ser encontrada no mundo exterior, mas apenas internamente. Então ela reorienta a nossa vida como uma jornada mística até a fonte interior, o coração da criação, a chama Eterna. Nós renascemos como a alma Divina, consciente dos seus muitos nascimentos e do seu objetivo final de ir além de todo tempo até sua morada Eterna.

A Shakti de Kali possibilita que nos concentremos em nossas energias internas, devolvendo-as ao coração e núcleo do nosso ser. O processo interno de Kali é inverter a ordem da criação e nos devolver ao Absoluto. É dela o poder que funde a terra na água, a água no fogo, o fogo no ar, o ar no éter, o éter na mente e a mente na pura consciência. Ela nos leva de volta dos muitos para o Um, reintegrando o mundo em nosso Eu mais profundo.

Isso significa que a energia de Kali é como uma experiência de morte simulada. Ela nos ajuda a afastar nossa atenção da mente, das emoções e dos sentidos voltados para fora e dirigi-la para o coração interior. Nesse sentido, Kali é a Deusa primordial de *Jnana*, ou conhecimento do Eu. Ela nos faz voltar à fusão com o Eu no coração, unificando toda nossa experiência dentro do nosso sentimento e conhecimento mais profundos. Kali é *Nirvana Shakti,* o poder que nos leva à dissolução ou Nirvana. Ela é a força magnética do Nirvana dentro de nós.

Em termos yogues, Kali é *Nirodha Shakti,* o poder que dissolve as flutuações da mente ou chitta. O poder dela controla, nega, domina e dissolve todas as agitações da mente e prana na calma silenciosa infinita do Purusha dentro do coração. Não é de causar surpresa que Kali seja a principal Deusa venerada pelos grandes yogues.

Isso nos faz lembrar da experiência de Ramakrishna, que era um grande devoto de Kali. Depois de aprender o conhecimento do Eu do Vedanta, por meio do seu guru Tota Puri, Ramakrishna meditou no Eu dentro do coração com o objetivo de compreendê-lo. Ao fazer isso, o que surgiu foi a imagem de Kali. Ele aprendeu que tinha que superar o seu apego a ela removendo a sua forma com a espada do conhecimento. Contudo, ele acabou finalmente percebendo que a espada do conhecimento era também a espada de Kali. Kali projeta uma forma, uma aparência da Deusa, para nos guiar pelo caminho, mas dissolve a sua forma quando cumpriu seu propósito, que é nos trazer de volta ao eterno estado de paz e equilíbrio dentro do seu Ser sem forma.

Kali e seus mantras

Cada divindade ou Devata tem seus mantras, que refletem suas energias, nomes e formas de conhecimento, que servem para despertar a divindade dentro de nós. Esses mantras começam com uma semente de sílaba única, ou bija-mantra, e aumentam até formar mantras mais longos, preces e súplicas. Eles podem ser recitados como parte de rituais externos, pranayama e meditação, ou sozinhos. Esses mantras são a principal ferramenta yogue para trabalhar com a divindade e seus poderes.

A sílaba seminal Krīm de Kali

O mantra de sílaba única principal de Kali é Krīm. **Krīm** refere-se a Kriya ou o poder de ação, mas ação de uma natureza yogue. **Krīm** é composto de três letras básicas.

- A letra **ka** é a primeira consoante do alfabeto sânscrito. Ela indica a existência manifesta, poder e força, incluindo o tempo, o lugar e a ação.
- A letra **ra** é a sílaba seminal do elemento fogo e da luz, tanto externa quanto internamente.
- A letra **ī** indica a energia enfocada, a motivação e a força de vontade, Shakti enquanto força executiva.

Krīm como som de Kali é a força básica da vida, criação e manifestação. Ela é a energia original ou raio que põe tudo em movimento, como uma corrente elétrica. Quando usamos esse mantra em nossa prática de Yoga, nós estamos ligando a corrente interna da Shakti. Através dele podemos fortalecer qualquer prática ou despertar qualquer faculdade interior, do mesmo modo como a eletricidade ligada em nossa casa pode ser usada para fazer funcionar vários aparelhos elétricos.

A grande Deusa Kali, por meio de seu mantra **Krīm,** proporciona a nós a energia de apoio para tudo o que tentamos no Yoga. Ela aumenta nossa força e resistência interior, permitindo e nos impelindo a realizar mais. O seu mantra cria uma força inexorável de energia espiritual dentro de nós, que nos estimula e orienta até o objetivo mais elevado. Em algum ponto, a sua corrente assume o controle e dirige a nossa prática pelo seu fluxo, com a rendição da nossa própria vontade. Isso abre um nível mais elevado de prática além do pessoal, em que a Shakti Divina dirige o nosso crescimento interior.

O mantra tem uma qualidade feroz e, como o impacto de um raio ou uma espada, ele pode abrir e cortar as coisas. Ele pode estimular, chocar, eletrificar ou impulsionar. Ele pode energizar as armas dos Deuses para derrotar as forças não divinas ou asúricas. Contudo, ele também pode energizar os ornamentos dos Deuses, suas pedras preciosas e dádivas, que conferem a bem-aventurança aos devotos. Se você quiser praticar esse mantra, lembre-se de que é um mantra forte que devemos abordar apenas após o uso de **Hrīm**, o mantra benéfico da Deusa, para conectar-se com a graça dela em seu coração.

A sílaba seminal tripla de Kali: Krīm Hūm Hrīm

A partir desse mantra de sílaba única, um mantra triplo e mais longo é desenvolvido, ou mantras de três sílabas como **Krīm Hūm Hrīm**. Esse mantra triplo tem mais energia e eficácia para despertar a Deusa dentro de nós. Ele começa com o mantra **Krīm** e é baseado no seu poder.

O mantra **Hūm** é composto de dois sons básicos. A letra **ha** é a sílaba seminal do elemento do espaço ou éter. Ela também representa o Sol, o Prana e o princípio Purusha da pura consciência. A letra **ū** cria um campo de força que tanto pode servir para manter dentro a energia positiva como para empurrar para fora a energia negativa. **Hūm** representa uma explosão de energia, uma expressão de grande poder que é prânico, elétrico e ígneo. **Hūm** é o poder de Agni ou fogo, especialmente à medida que é dirigido pelo vento ou Vayu. Enquanto **Krīm** desperta a força elétrica ou Shakti, **Hūm** serve para dirigi-la com grande poder e usá-la para fazer grandes esforços.

Hrīm é o grande mantra do coração espiritual, *hridaya*. Ele é composto de três letras principais. A letra **Ha**, como em **Hūm**, representa espaço, prana e luz. A letra **Ra**, como em **Krīm**, representa luz e fogo. A letra **Ī**, como em **Krīm**, representa a energia concentrada ou um raio de luz, a Shakti como tal. Através do mantra **Hrīm** sozinho, pode-se entrar no coração espiritual e o pequeno espaço dentro de seu lótus no qual o universo inteiro está encerrado.[39]

As três sílabas combinadas formam o mantra triplo de Kali, que serve para despertar e energizar o coração espiritual.

- O mantra **Krīm** serve para cortar os nós do coração. Ele trabalha como uma espada. Ele estimula a energia do coração dentro de nós, seu desejo ou anseio primordiais pela imortalidade, amor e luz.
- O mantra **Hūm** dá poder ao coração, expandindo a energia do prana e Agni (fogo) de uma maneira forte, se não explosiva.
- O mantra **Hrīm** abre a energia do coração espiritual, que é como o Sol, e a dissemina até o Infinito.

Esse mantra triplo do coração de Kali pode ser comparado a um tipo de adrenalina espiritual. **Krīm** desperta a energia do coração, como uma descarga elétrica a um paciente cardíaco cujo coração está falhando. **Hūm** expande essa corrente com grande força. **Hrīm** a estabiliza como um poder infinito e uma presença eterna.

Krīm extrai o Prana da respiração, os órgãos sensoriais e motores e o dirige ao coração. **Hūm** transforma o Prana numa força ardente de poder meditativo. **Hrīm** conecta o prana-mente individual com o poder do Eu Supremo, o poder da luz da consciência (Chid-jyoti). Esse mantra triplo, portanto, cria um poderoso pratyahara no sentido yogue; ele leva nossa energia de volta ao coração espiritual.

Quando dispomos esses três mantras numa outra ordem, como **Hrīm Krīm Hūm**, eles se tornam uma arma e podem ser usados para remover as negatividades do corpo e da mente. Isso direciona a Suprema Shakti a partir do coração interior para dissolver tudo o que se opõe à verdade mais elevada.

O mantra séptuplo de Kali

O mantra séptuplo de Kali é uma extensão do mantra triplo, repetindo **Krīm** três vezes e **Hūm** e **Hrīm** duas vezes cada. Isso ressalta o poder de **Krīm**.

Krīm Krīm Krīm Hūm Hūm Hrīm Hrīm

Depois de ter energizado o mantra triplo de Kali, você pode partir para esse mantra séptuplo, repetindo-o enquanto medita em Kali e busca a sua graça. Você pode repetir esse mantra uma vez durante a inspiração, uma vez durante a retenção e uma vez na expiração. Dessa maneira, ele começará a energizar o seu prana em um nível mais elevado, alinhando-o com o Prana transcendente de Kali.

O mantra estendido de Kali

Kali tem um mantra mais longo ou estendido, que não apenas repete as suas sílabas seminais, mas a evoca pelo nome. Ele repete seu mantra séptuplo duas vezes, invocando-a entre elas como Dakshina Kali, e terminando com Svaha, o mantra de oferenda do fogo.

Krīm Krīm Krīm Hūm Hūm Hrīm Hrīm, Dakṣine Kālike,
Krīm Krīm Krīm Hūm Hūm Hrīm Hrīm, Svāhā!

Esse mantra é específico para o conhecimento dela, ou forma Dakshina. Invocar Kali pelo nome acrescenta grande poder e eficácia ao mantra e a chama para nós. Nesse grande mantra, Kali funciona como um tipo de "adrenalina espiritual" para despertar o coração espiritual, que para a maioria de nós encontra-se inerte, inativo ou sem funcionar de todo. Aqueles que o repetem descobrem um poder tremendo e irresistível que os faz progredir em seu caminho interior. Mas é apenas para aqueles que têm devoção por Kali e que a abordam com uma calma interior e determinação.

O Sadhana de Kali e o Yoga do Conhecimento

Os mantras de Kali servem para desenvolver um *Sadhana de Kali*, o "Yoga Interior de Kali", no qual a verdadeira natureza de Kali é revelada. Kali é a morte do ego, que é o renascimento espiritual ou ressurreição da alma. Kali é a Mãe Divina em seu papel de matar o demônio ou dragão do ego e dar origem à Criança Divina da consciência do Eu em nosso interior. Seus mantras provocam uma morte interior, que é o renascimento do Eu imortal dentro de nós.

Por meio de Kali, podemos vivenciar uma morte simulada, um esquecimento completo desse mundo externo para a realidade interna. Kali nos transporta através da morte real, que é aquela do ego, depois da qual não há mais morte para a alma. Kali é essa "morte da morte" pelo poder da eternidade. Ela representa a vitória completa dos poderes do conhecimento, luz e verdade sobre as forças da ignorância, escuridão e falsidade. É dela a maior das realizações; o final de toda negatividade, limitação e sofrimento. Mesmo em meio ao que externamente pode parecer como morte, dor e sofrimento.

Os mantras de Kali são um meio poderoso de entrar no coração espiritual, a sede da luz interior e da vida. Eles são um bom acompanhamento para a prática de "investigação do Eu", a meditação na Grande Questão: "Quem sou Eu?" e abordagens relacionadas do Yoga do Conhecimento.[40]

A Deusa Kali é o poder da meditação personificado como uma Deusa. Kali é o estado natural da meditação, como o poder da consciência que permeia o Espaço Infinito e o Tempo Eterno, no qual as ondas do karma, nascimento e morte não podem nos tocar. Os mantras de Kali nos levam ao conhecimento mais elevado. Eles não são apenas expressões devocionais, mas a própria energia do Absoluto absorvendo sua própria criação em êxtase e alegria.

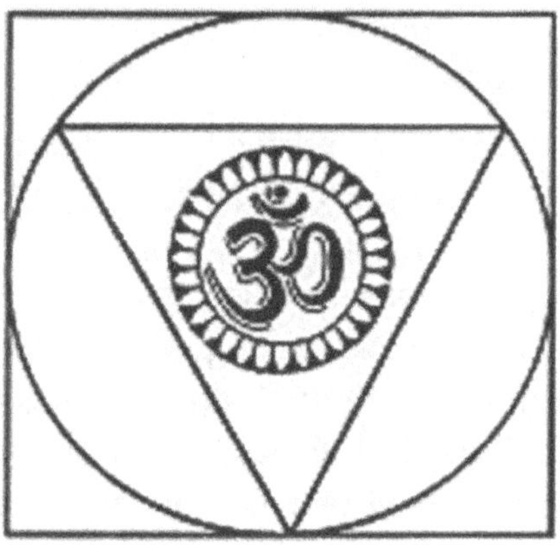

Kali e o Poder do Sacrifício

Todas as divindades tântricas e védicas representam vários modos de sacrifício ou manifestações do sagrado. O próprio Yoga é um sacrifício interior da fala, da respiração e da mente na direção da divindade interior, o Eu Divino dentro do coração.[41] As divindades tântricas são profundamente enraizadas no antigo sacrifício védico – o senso védico de que toda a vida é uma oferenda sacrificial ao Divino através do fogo sagrado – não apenas num sentido histórico, mas como parte da mesma compreensão de vida e consciência.

A Deusa Kali é mencionada pela primeira vez nos antigos *Upanishads* como a primeira das sete línguas de Agni ou o fogo sagrado, cuja natureza é concebida como totalmente feminina nos *Vedas*.[42] Ela é a língua do fogo sagrado que consome todas as oferendas. No Tantra, Kali também se relaciona com a língua da Deusa. Uma vez que a Deusa é, primeiro de tudo, o poder da fala, a língua pode ser considerada como seu supremo poder. É de se notar que o Yantra de Kali, ou forma geométrica, quando representada com um triângulo que aponta para cima, simboliza a língua e seu poder da fala. Quando seu Yantra usa um triângulo apontando para baixo ele representa seu poder de criação através do útero.

A Deusa Durga é mencionada pela primeira vez nos *Upanishads* surgindo da oferenda de Soma para Agni, o fogo sagrado, como *Jatavedas,* o Conhecedor de todos os nascimentos, para nos proteger dos nossos inimigos.[43] No *Sri Sukta* védico, que é o primeiro hino à Deusa Lakshmi, é Agni como Jatavedas que transmite a Deusa para nós.[44] Portanto, é importante ter consciência do simbolismo védico por trás das deusas tântricas, incluindo suas formas ferozes, cujas armas e gestos têm seu reflexo no processo sacrificial.

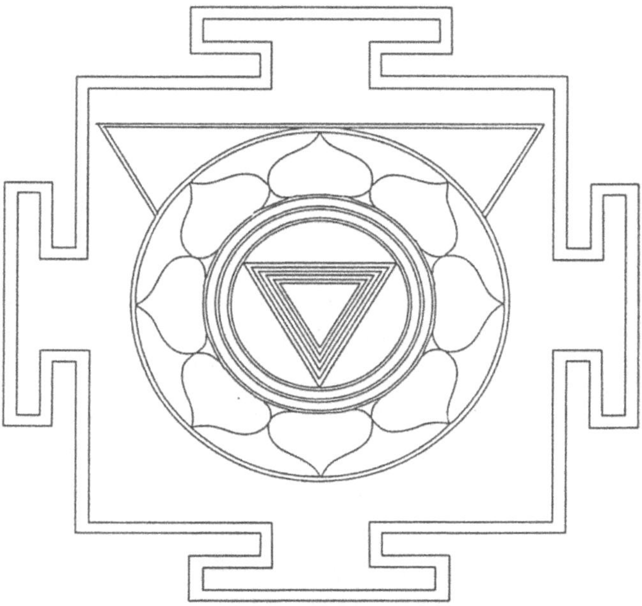

Kali yantra

Todas as divindades hindus têm dois aspectos principais, os "benéficos", *Saumya* (relacionado à água, macio ou relacionado a Soma), ou "maléficos", *Agneya* (feroz, duro ou relacionado ao fogo). Isso é verdadeiro em relação a Shiva, que é ao mesmo tempo feroz como Rudra, Ugra ou Bhairava, e gentil como Shiva, Shankara, Shambhu e Soma. Vale também para a Devi que tanto é feroz como Kali, Chandi e Bhairavi como é suave como Lakshimi, Kamala, Lalita e Sundari. Esses dois lados das divindades refletem os aspectos de Soma e Agni do sacrifício, como o poder do sacrifício de queimar e purificar (Agni) ou conceder bênçãos e chuva (Soma).

Os sacrifícios védicos ou *Yajnas* não são simples rituais a serem executados por seres humanos, mas refletem processos e eventos cósmicos primordiais. Tudo no universo é uma interação sacrificial, por assim dizer, recebendo e dando, absorvendo e expelindo. Tudo o que fazemos num nível biológico é um tipo de sacrifício. Comer é o primeiro dos Yajnas corporais, uma oferenda de alimento ao fogo digestivo (Jatharagni). Respirar é uma oferenda do ar inalado ao fogo prânico (Pranagni). A sensação é uma oferenda das impressões sensoriais ao fogo da mente (Manasika Agni). Yajna não é simplesmente o sacrifício no sentido bruto ou externo, mas o modo de transformação inerente ao movimento da vida, na qual todas as coisas estão inter-relacionadas.

Todos os processos cósmicos são Yajnas ou ações transformadoras. O próprio movimento do tempo é o maior Yajna ou oferenda sacrificial da vida, compreendendo criação e destruição, nascimento e morte de todas as criaturas e todos os mundos. A forma cósmica de Agni nos *Vedas* chamada *Vaishvanara*, ou a "Pessoa Universal", indica o supremo poder do tempo. A mesma divindade é referida como *Kalagni Rudra,* em que Rudra é o fogo do tempo, a forma feroz de Shiva, cuja dança cósmica poderosa ou *Tandava,* dissolve o universo em fogo divino e luz.

Kali Yajna

A grande Deusa Kali personifica o poder de *Kala Yajna*, o "Sacrifício do Tempo" ou movimento sacrificial do tempo. Tudo o que nasce é um sacrifício do tempo, uma oferenda ao fogo da eternidade. Tudo o que surge através do nascimento deve ser oferecido de volta ao útero do tempo, por intermédio do processo da morte. Nossa vida inteira no domínio do tempo consiste em tirar e dar, fazendo parte da comunhão de tudo o que existe.

A aparência feroz de Kali – segurando uma cabeça cortada e usando um colar de crânios – simboliza o Kala Yajna no qual as criaturas nascem, crescem, amadurecem, decaem e morrem. A própria Kali representa a força do crescimento espiritual, o desenvolvimento contínuo da alma que ocorre no processo da vida. O colar de crânios representa a coleção de vidas passadas da alma. A cabeça cortada indica o ego inconsciente do processo de renascimento, cegamente pensando que ele é o verdadeiro ser e que essa vida particular é a única. Kali enquanto sacrifício do tempo nos ensina a tomar consciência do trabalho da nossa alma em vida e da necessidade de desenvolvê-la por meio de práticas yogues.

Kali enquanto espaço é o "Sacrifício do Espaço", ou *Akasha Yajna*. Todos os objetos no universo são combinações dos cinco grandes elementos da terra, água, fogo, ar e éter, os quais se desenvolvem e retornam ao útero do espaço. Tudo o que existe é uma flor surgindo do espaço e finalmente retornando ao espaço. O espaço permeia e nos circunda de todos os lados, dentro e fora. A vida somente pode existir no corpo por causa do espaço, cavidades e canais dentro dele. A mente só pode perceber e pensar por causa de sua capacidade de refletir as coisas através do espaço. Kali é a grande matriz do espaço, do qual todas as formas são apenas ondas, uma dança ou um sonho.

Kali enquanto Prana, a força de vida cósmica, é o *Prajna Yajna*, o "Sacrifício da Vida", que é indicado por meio dos nossos processos biológicos, especialmente comer e respirar. Kali é o Prana cósmico, que é o comedor de tudo no universo. O universo inteiro é alimento ou uma festa para a alma.

Kali é a respiração cósmica que respira através de todas as criaturas. Todas as respirações são, de fato, dela, e são sustentadas apenas pelo poder dela. Kali é o sangue cósmico que energiza o fluxo do sangue em todas as criaturas. Todo sangue pertence a ela e, como o grande Prana, ela está sempre bebendo o sangue de todos. Este é o significado místico de Kali ser retratada com sangue em sua língua.

Kali é *Karma Yajna*, o "sacrifício do karma", que é o processo da ação e suas consequências. O próprio karma em sânscrito se refere a um Yajna, um ritual, e não indica tão somente a ação comum. A ação que serve para criar karmas fortes é a ação que é energizada pelo pensamento, pela intenção, pelo desejo e pela força da vontade e é executada de maneira regular, cíclica e repetida. Por meio disso, ela também se torna um ritual.

Karma, no sentido comum da ação, é um Yajna ou sacrifício, começando com nossos rituais biológicos de dormir, tomar banho, comer e fazer exercício. Nossas ações são um Yajna no qual oferecemos a nós mesmos às forças do universo. O problema é que nós esquecemos que estamos executando um Yajna e, assim, agimos de uma maneira não sagrada que nos leva à corrupção e ao sofrimento. Nós exploramos o universo sagrado com finalidades egoístas esquecendo o grande anseio sacrificial da alma e sua necessidade de crescer em consciência, reconhecendo e honrando o sagrado em toda parte.

Kali personifica as grandes verdades do sacrifício. Ela não é uma Deusa terrível, mas uma representação pictórica magnífica da realidade cósmica em poderosos termos simbólicos. Ela própria é a Deusa sacrificada, particularmente na forma relacionada de *Sati*, que oferece o seu próprio corpo no fogo sagrado, ou como *Chinnamasta,* que corta fora a sua própria cabeça. A esse respeito, Kali é semelhante a Deuses e salvadores masculinos sacrificados, como Osíris, Adonis e Jesus. Embora possamos considerar seu simbolismo difícil de entender, se olharmos profundamente, ele está apontando para a mesma verdade interior.

A sílaba **Ka** também indica desejo, que é a base de toda vida. A sílaba **Li** indica *laya* ou "fusão". Kali é tanto o cume quanto o fim de todos os desejos. Este é o movimento do sacrifício. Venerar Kali significa ver todas as coisas como um sacrifício Divino, a Divindade oferecendo a si mesma em manifestação para a evolução da consciência. Kali é o poder do sacrifício de provocar grandes transformações, de invocar o fluxo da graça celestial ou Soma, de garantir que fazemos a verdadeira oferenda, completa e decisiva, que nos leva além do reino da limitação.

Não podemos verdadeiramente praticar o yoga a menos que o consideremos como um sacrifício interior, ou auto-oferenda ao Divino. Caso contrário, os asanas, pranayamas, mantras e meditações que fazemos permanecem limitados à esfera humana comum. O verdadeiro yoga começa com o sacrifício abnegado como Karma Yoga, que é a ação feita em reconhecimento e honra do sagrado. Os grandes poderes ou Devatas do Yoga são os poderes do sacrifício. Eles funcionam para a santificação ou para tornar sagrado todas as coisas na vida, desde nosso sangue e ossos, até os rios e montanhas, a nossa respiração e pensamentos.

Para descobrir a natureza sagrada da realidade, nossa vida deve se tornar uma oferenda interior ao Divino, um sacrifício yogue. Ao honrar todas as coisas como sagradas, podemos descobrir a presença eterna sagrada que é Brahman, o Absoluto além de todo espaço, tempo e ação. O Yoga da Divindade ajuda a nos levar de volta para a Realidade Sagrada que é a essência de todos os Deuses e Deusas. Kali é uma personificação do sacrifício para nos guiar ao sagrado interno e além de todas as coisas, à Realidade suprema.

A Deusa Sundari e o Fluir do Soma

A forma dominante da Deusa venerada no sul da Índia e suas grandes tradições tântricas é *Tripura Sundari*, a "Beleza dos Três Mundos" ou *Sundari*, ou "Aquela que é Bela". Sundari é uma divindade da bem-aventurança, união e deleite. Ela está alinhada com outras formas benéficas da Deusa, como *Lalita*, "Aquela que Brinca", *Rajarajeshvari*, "A Suprema Rainha do Universo", *Matangi*, "Cuja Mente está plena de paixão" e *Bhuvaneshvari*, "A Rainha do Mundo".

Num nível esotérico, Sundari é a divindade principal para a prática de Sri Vidya e a veneração de Sri Chakra, o maior de todos os ensinamentos tântricos. *O seu mantra de quinze sílabas chamado "Panchadashi" é considerado como o mais poderoso e importante de todos os mantras tântricos. Ele é o equivalente tântrico do mantra Gayatri, o mais importante dos mantras védicos.*

A Deusa Tripura Sundari é a principal divindade que governa o fluxo de *Soma*, néctar místico ou *amrit*, a partir do chakra da coroa. Ela abre as mil pétalas do chakra da coroa e libera suas mil correntes de Soma que inundam o corpo e a mente de felicidade. Ela se relaciona com a mente, *manas* em sânscrito, no sentido mais profundo como o poder da pura contemplação.

Sundari é o poder interior da mente que nos concede o conhecimento de todos os mantras, as mil sílabas, por meio das quais toda sabedoria vem a nós como um deleite para a alma. Existem mais hinos importantes de elogio a Sundari na literatura sânscrita do que a qualquer outra Deusa, incluindo algumas das obras mais belas da língua, à medida que ela é a própria fonte de inspiração poética.

Sundari é a lua cheia, que distribui a sua luminosidade atraente e encantadora a todos os mundos, à medida que a Lua é o chakra da coroa no pensamento yogue. Todavia, ela não é meramente a lua como um corpo celestial, mas a energia feliz e refrescante inerente à luz da consciência, que não nos queima, mas nos enche de deleite. A mais elevada luz espiritual tem um efeito refrescante sobre a mente, antecipando amor e paz, que é a luz de Sundari e Soma.

Sundari é a felicidade de Brahman (Brahmananda) e proporciona a realização de que "o universo inteiro é Brahman", *Sarvam Khalvidam Brahman.* Nesse sentido, ela é uma divindade importante do Advaita, ou Vedanta não dualista e o Yoga do Conhecimento. Ela é louvada pelo grande guru advaita Shankaracharya em seu poema mais famoso e, de fato, o mais famoso de todos os poemas tântricos para a Deusa, *Saundarya Lahari,* "a Onda da Beleza".

Sundari tem a natureza ao mesmo tempo oposta e complementar de Kali. Ela é a forma clara da Deusa, em relação à forma escura de Kali, a beleza em relação ao terror de Kali. Ela é a suprema Deusa branca, por assim dizer, para equilibrar Kali, a Deusa negra. Sundari equilibra o poder dinâmico de Kali, que é dominado pelos elementos de fogo e ar, com seu fluxo calmante da natureza da água. Ela é a contraparte magnética da energia elétrica oscilante de Kali.

Ao meditar tanto em Kali como em Sundari, levamos nossa energia a um nível mais elevado, evitando qualquer fixação na negatividade por meio de uma veneração exclusiva a Kali, ou apego às belas formas por meio de uma veneração exclusiva a Sundari. É melhor equilibrar tanto Kali como Sundari, para uma prática harmoniosa e integral.

Mantras de Sundari

Sílaba única de Sundari

A sílaba seminal de Sundari é o som **Klīm**. **Klīm** é o *Kama bija* ou sílaba seminal do desejo, amor, imaginação, profundo sentimento e apego. Ele concede a realização de todos os desejos reais do coração, os verdadeiros desejos da alma.[45] Seja o que for que realmente desejarmos em nosso coração, não meramente os desejos do ego, pode ser realizado pela repetição desse mantra e uma profunda devoção à Deusa. Como é um mantra benéfico, podemos repeti-lo livremente para aumentar o amor e a devoção.

Sílaba tripla de Sundari

O mantra de três sílabas de Sundari é **Aim Klīm Sauḥ**. Esse mantra é específico de sua forma *Shodashi* ou *Bala*, seu aspecto de uma jovem de 16 anos. Este é um dos mais poderosos de todos os mantras de três sílabas. Ele se desenvolve a partir da sílaba seminal **Klīm** e expande seu poder para conceder todos os desejos. Esse mantra extraordinário é considerado capaz de rejuvenescer a mente e o sistema nervoso, contrabalançar o stress, a ansiedade, a dor e a tristeza.[46] Ele tem o mesmo poder que o mantra mais longo de Panchadashi, mas é mais fácil de recitar.

Aim é o mantra de Adi Shakti, a Shakti Suprema, sendo para a Deusa o que **OM** (**Aum**) é para Shiva. Assim como **Aum** é a luz do Sol místico, **Aim** é a luz da Lua mística. **Aum** é o Purusha Supremo ou Shiva. **Aim** é a Devi Suprema ou Shakti. **Aim** é a pura existência (**A**) acrescida da Shakti ou a Deusa (**I**). **Aum** é a pura existência (**A**) acrescida de Ishvara ou o Senhor Cósmico (**U**).

Num nível mais específico, o mantra **Aim** se relaciona ao poder da Palavra Divina, fala inspirada, habilidade poética e mantra em geral. É por isso que está conectado com a Deusa Sarasvati, a Deusa da Sabedoria, e ao guru. Cante **Aim** à medida que você pensa no guru e poderá contatá-lo num nível telepático.

Sauḥ permite o fluxo de Soma e a distribuição da luz da Lua. É o mantra da Shakti em expressão, como uma efusão do coração. Ele toma o som da vogal primordial **Au** como em **Aum,** que porta o poder da consciência. A isso ele acrescenta a consoante **S**, que dá a Shakti estabilidade, pureza e prana. O final **H**, som, um meio **Ha** chamado de *Visarga* em sânscrito, serve para projetar a energia, permitindo que o Soma desça do chakra da coroa para o coração e para o corpo inteiro.

Mantra quíntuplo de Sundari

Sundari tem um mantra de cinco sílabas – **Hrīm Śrīm Klīm Aim Sauḥ** – que é também bastante transformador. Ele começa com o mantra do coração **Hrīm**, seguido do mantra da devoção **Śrīm** e depois o mantra do amor Divino e do desejo, **Klīm**. A isso se segue **Aim**, que é a Shakti primordial da fala e **Sauḥ**, que faz fluir a graça dos quatro mantras prévios.

Esse é um mantra muito benéfico, que acalma o coração e o sistema nervoso, e concede a realização dos nossos desejos mais profundos. Ele é uma expansão do mantra triplo, **Aim Klīm Sauḥ**, que está contido nele.

O Mantra Supremo de Quinze Sílabas de Sundari: o Mantra Panchadashi

O mantra mais longo ou estendido de Sundari é o famoso Panchadashi, ou mantra de quinze sílabas. Ele é o mantra básico por trás da forma geométrica do Sri Chakra, o mais poderoso e elaborado de todos os yantras. É considerado o mais poderoso de todos os mantras tântricos, espiritualizando a fala, o prana e a mente.

Ka E Ī La Hrīm, Ha Sa Ka Ha La Hrīm, Sa Ka La Hrīm

Existe também uma versão de dezesseis sílabas ou *Shodashi*, que pode ser formada de duas maneiras diferentes. A primeira é acrescentar o mantra **Śrīṁ** ao final do mantra Panchadashi, que traz mais calma à mente e ao coração, consagrando o mantra por meio da devoção e da entrega:

Ka E Ī La Hrīm, Ha Sa Ka Ha La Hrīm, Sa Ka La Hrīm Śrīṃ

A segunda é começar o mantra com outro **Hrīm**. Desse modo, o mantra inteiro se torna um **Hrīm** alongado ou louvação da Deusa no coração espiritual.

Hrīm Ka E Ī La Hrīm, Ha Sa Ka Ha La Hrīm, Sa Ka La Hrīm

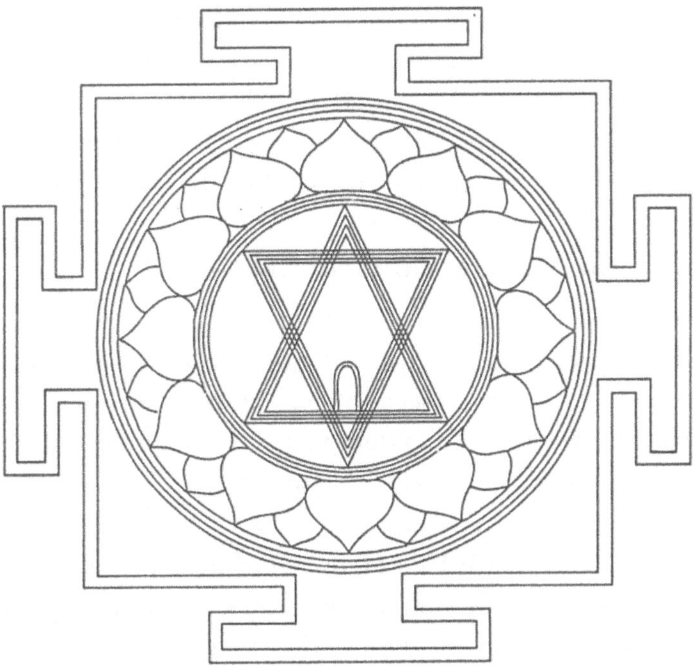

TRIPURA SUNDARI YANTRA

Existe também um *Purna*, ou forma "completa" do mantra, acrescentando aspectos do mantra quíntuplo de Sundari a ele. Ele funciona bastante bem e é muito inebriante.

Śrīm Hrīm Klīm Aim Sauḥ, Om Hrīm Śrīm, Ka E Ī La Hrīm, Ha Sa Ka Ha La Hrīm, Sa Ka La Hrīm, Sauḥ Aim Klīm Hrīm Śrīm

Uma outra forma ainda é acrescentar o mantra triplo de Bala Sundari a ele (**Aim Klīm Sauḥ**), uma sílaba para cada sessão, em que **Aim** é o poder da fala, **Klīm** é o poder do prana e **Sauḥ** é a energia da mente.

Aim Ka E Ī La Hrīm, Klīm Ha Sa Ka Ha La Hrīm,
Sauḥ Sa Ka La Hrīm

Existem muitas outras variações desse mantra mágico, seja em termos das sílabas que o compõem ou daquelas que podem ser acrescentadas a ele. Bem mais que uma centena dessas variações podem ser encontradas na tradição tântrica, relacionadas a várias divindades e rishis. Só se deve entoar esse mantra depois da repetição dos outros mantras mais curtos de Sundari. Deve-se fazer isso com cautela, atenção e devoção à Deusa.

Explicação do Mantra Panchadashi

O mantra Panchadashi, como o Sri Yantra, contém o universo inteiro e nossa natureza inteira, desde o físico até o Brahman Absoluto ou Supremo. Ele contém o maior e o mais secreto de todos os ensinamentos yogues em uma linguagem mântrica oculta que, a partir de umas poucas sílabas, pode se desdobrar e expandir de modo a conter toda a existência.

O mantra vem em três seções:

A primeira seção (**Ka E Ī La Hrīm**) se relaciona a Vak, ou o poder da fala, e é chamado de *Vagkuta* ou o "ápice da fala". Ele corresponde à região do Fogo ou Agni e aos três chakras inferiores, a raiz ou da base, criatividade e energia, que é despertada por meio do poder da fala. Ele desenvolve o aspecto feminino da fala como a Deusa.

A segunda seção (**Ha Sa Ka Ha La Hrīm**) tem relação com o Prana e é chamado de *Kamaraja* ou o "Rei de todos os desejos". Ele corresponde à região do Sol ou Surya e aos três chakras do meio, energia ou plexo solar, do coração e da expressão, especificamente o coração. Ele contém sons prânicos como sons de **s** e **h**, que energizam o coração. Ele energiza o aspecto feminino de Prana como a Deusa.

A terceira seção (**Sa Ka La Hrīm**) se relaciona à Mente e é chamada *Shaktikuta* ou o "ápice de Shakti". Ele corresponde à região da Lua ou Soma, os três chakras mais elevados da garganta ou expressão, intuição ou ajna e coroa, especificamente a cabeça ou chakra da coroa. Ele energiza o aspecto feminino da mente como a Deusa.

O mantra de quinze sílabas repete diversos sons fundamentais. O grande mantra da Deusa, **Hrīm**, é repetido três vezes, uma vez para cada seção, conectando cada uma com a Suprema Shakti. **Hrīm** desperta a Kundalini Shakti e seu poder de Prana, Agni, luz, espaço, poder e deleite. O mantra da terceira seção "**Sakala Hrīm**", também significa que tudo (sakala) é **Hrīm**, que é luz, beleza e deleite. Assim, as quinze sílabas do mantra são na verdade apenas extensões ou glorificações do mantra **Hrīm**, o som mais sagrado da Devi.

As letras **Ka** e **La** aparecem em cada uma das três seções. Juntas, elas formam o termo "kala" denotando uma divisão, referindo-se aos dezesseis dígitos ou fases (kalas) da Lua. Esses dezesseis aspectos relacionam-se ao *Vishuddha* ou chakra da expressão, que tem dezesseis pétalas. Todavia, eles têm relação com o lótus de mil pétalas da cabeça também. Eles se referem a todas as divisões das energias no universo, e em última análise, a todos os poderes da arte chamada Kala.

Ka é a primeira de todas as consoantes, assim como a letra **A** é a primeira de todas as vogais no alfabeto sânscrito. A letra **A** representa a existência não manifesta, o puro ser ou o Absoluto. De um modo semelhante, a letra **Ka** representa a existência manifesta, a vida, a identidade, o tempo, o lugar, o ar, o fogo, o karma, a ação e o desejo – aquilo que coloca tudo em movimento no universo.

La é a sílaba seminal do elemento terra no Tantra e, como tal, representa o limite, o fim ou o auge da existência manifesta e o anseio criativo, a realização do desejo ou felicidade. **Ka** e **La** enquanto dois sons, portanto, contêm o universo inteiro entre eles, e representam as leis, ritmos e padrões da Shakti que o sustenta.

As letras **Ha** e **Sa** ocorrem ambas duas vezes, entre as quinze letras desse mantra. **Ha** e **Sa** são sons complementares. **Ha** é a expiração ou a expressão de Prana, que estimula a fala e os órgãos motores. **Sa** é a inspiração ou a absorção de Prana, que alimenta os sentidos cognitivos e a mente. Num nível geral, **Ha** indica o Prana e **Sa** indica a mente.

Ha ocorre duas vezes na segunda seção (ou prânica) do mantra. **Ha** é o som do Sol, espaço e Prana, que esta seção do mantra reflete como relacionado a Prana. **Sa** ocorre uma vez em cada uma das segunda e terceira seções do mantra. Relacionada à Lua, à mente e a Shakti, a letra **Sa** tem seu lugar único, iniciando a terceira seção do mantra.

A primeira seção do mantra tem duas vogais, **E** e **I**, repetidas apenas uma vez. **E** é considerado a yoni ou o útero de toda manifestação. É uma forma diminutiva do mantra **Aim**, ou a semente de **Aim**, que representa a Palavra Divina ou fala como o poder cósmico governante e diretor. A letra **E** contém todos os sons latentes dentro de si, como base de sua manifestação em letras posteriores.

A letra **Ī** pronunciada "ii", representa a Shakti em geral como força de vontade, poder governante, força executiva, projeto, motivação e força elétrica, o que é chamado de *Ishana Shakti* em sânscrito. Ela coloca todas as forças em movimento através de correntes que permeiam tudo.

Examinando o mantra como um todo, seção por seção, **Ka E Ī La Hrīm** significa desejo (**Ka**), intenção (**E**), motivação (**I**), realização (**La**), **Hrīm**, a Shakti da luz e realização. Ele põe nossa fala em movimento em forma da força Kundalini, para produzir a realização das aspirações da nossa alma imortal.

Ha Sa Ka Ha La Hrīm indica a energia solar (**Ha**), a energia lunar (**Sa**), o desejo (**Ka**), o Prana (**Ha**), a realização (**La**), **Hrīm**. Ele põe nosso Prana em movimento para o processo da realização do Eu.

Sa Ka La Hrīm reflete a energia lunar como mente (**Sa**), desejo (**Ka**), realização (**La**), **Hrīm**, a Shakti da luz e da realização. Ele põe nossa mente em movimento para o mesmo processo.

Os mantras de Sundari, incluindo o Panchadashi, não são mantras de fogo ou da Kundalini, mas são mantras de Soma, ou da água. Eles não servem para estimular diretamente ou despertar o poder da Kundalini.

Mas se o poder da Kundalini for desperto, eles o nutrem, equilibram e orientam com o Soma do qual ela se alimenta. Juntamente com o fluxo do Soma, esses sons estimulam o fluxo da inspiração na mente, fornecendo poderes mântricos e poéticos às pessoas que o repetem. Eles despertam o poder da Kundalini para que se funda no chakra da coroa. Em resumo, eles contêm a chave mântrica para a consciência superior dentro de nós.

O mantra Panchadashi é um importante mantra de Soma para ajudar a manter equilibrada a energia da Kundalini à medida que ela surge. Ele aumenta Ojas, nossa reserva básica de energia vital, e o poder da mente de apoiar e sustentar a força elétrica ígnea da Kundalini Shakti. Esta é a grande importância do mantra Panchadashi. Repeti-lo permite que evitemos os efeitos colaterais da energia Kundalini desequilibrada.

Todavia, embora esse seja um mantra benéfico ou suave, ele ainda assim é muito poderoso e deveria ser usado apenas com grande cautela por aspirantes cujas mentes são claras e os corações, puros. Se alguém quiser usar o mantra, deve considerar com cuidado a louvação inteira de Tripura Sundari e o Sri Vidya, buscando, com sinceridade, graça e orientação, tanto externa quanto internamente, de Deus e do guru.

O mantra Panchadashi se beneficia de um uso combinado dos mantras de Kali, que servem para energizar a Shakti em geral, e os mantras de Bhairavi, que despertam a Kundalini. Enquanto Sundari tem relação com o chakra da coroa, Kali tem relação com o chakra do coração e Bhairavi, com o chakra da raiz. As três Deusas abrangem os três chakras básicos e através deles, a abertura de todos os chakras.

Transformando Kali em Sundari

Kali é a suprema Shakti do Yoga em seu desabrochar. A sua energia surge com uma força inexorável e um movimento inevitável, constantemente nos levando adiante em nosso caminho interno. Ainda assim, com longo tempo de prática, o poder de Kali se estabiliza e se torna pacífico, transformando-se, aos poucos, no deleite de Sundari. Essa transformação de Kali em Sundari é a essência do Yoga Tântrico Interior, por meio do qual Shakti se torna felicidade ou Ananda.

Nós podemos facilitar esse processo com alguns mantras fundamentais. De início, começamos com o mantra primordial triplo de Kali, **Krīm Hūm Hrīm**. A seguir, acrescentamos a ele o mantra triplo de Sundari, **Aim Klīm Sauḥ**. Para preencher a lacuna entre os dois, acrescentamos o mantra de Devi, **Śrīm**. Assim, o mantra completo é:

Om Krīm Hūm Hrīm Śrīm Aim Klīm Sauḥ

Os mantras de Kali, **Krīm Hūm Hrīm**, produzem os princípios de energia Agni e Vayu, ou fogo e ar. **Śrīm** suaviza a energia e a torna mais nutritiva. Os mantras de Sundari geram o fluxo de Soma ou felicidade. Este mantra séptuplo (ou óctuplo, se contarmos o **OM**), combina a ascensão do fogo de Kali com a descida do Soma de Sundari. Após a prática regular, por algum tempo, com os mantras triplos de Kali e de Sundari, pode-se entoar esse mantra e ele terá poder.

A Deusa Bhairavi e o Fogo da Kundalini

O Tantra Yoga é um processo poderoso de transformação interno, no qual elevamos a nossa consciência, através de todos os níveis de criação, até sua origem no Absoluto, que existe antes e além de todo mundo, universo ou estado mental possível. Essa transformação interna ocorre através de uma forma especial de energia, que se desdobra em sua própria maneira dinâmica e, com frequência, imprevisível.

O Tantra Yoga procede através do despertar da *Kundalini Shakti*, ou "fogo da serpente", no chakra da raiz ou da Terra (Muladhara), na base da coluna, onde ele jaz dormente. A Kundalini desperta, então, ascende através dos chakras até o chakra da coroa, ou lótus de mil pétalas, para a realização mais elevada.

Surge a questão: Qual é a melhor maneira de facilitar o despertar da Kundalini? Qual o melhor modo de nos relacionarmos com sua energia extraordinária, que tem o potencial de provocar um curto-circuito em nosso sistema nervoso, caso não estejamos preparados para lidar com ela?

A melhor maneira de abordar a Kundalini é reconhecer que ela é o poder e a presença da Deusa dentro de nós. Devemos primeiro honrar e reverenciar a Kundalini como uma manifestação da Mãe Divina, para fazer desabrochar a sua energia de uma maneira realmente harmoniosa. A melhor base para o Yoga Kundalini é a devoção à Deusa, que implica uma ligação com Shiva também, embora possamos definir ou nomear esses poderes cósmicos de modos diferentes.

A Kundalini é a manifestação mais elevada da Shakti dentro da nossa natureza individual. É o poder espiritual da alma, a porção da Divindade que nós somos em nossa identidade mais profunda.[47] A Kundalini mantém o corpo e a mente durante o nosso tempo de vida, animando até mesmo os reflexos autônomos no corpo físico. A Kundalini contém o potencial do desenvolvimento da consciência suprema dentro de nós. Honrar a Kundalini como uma forma da Deusa assegura o nosso relacionamento adequado com ela e o desenvolvimento harmônico de todas as nossas energias internas.

A Terra e seu fogo nuclear

A Kundalini jaz oculta no chakra da Terra onde, em seu estado de sono ou latência, ela anima a nossa consciência comum. Para abordar a Kundalini e a Deusa em geral, devemos primeiro entender de modo apropriado o chakra da raiz ou da Terra, com o qual elas estão conectadas.

O chakra da raiz não é simplesmente o chakra inferior, mas é a base de todos os chakras. O chakra da raiz é a sede da Deusa dentro de nós; ele representa a Mãe Natureza e a Mãe Terra. Assim como a Terra ou a matéria física é o auge do processo criativo universal, o chakra da Terra ou da raiz contém o potencial de todos os mundos e seus poderes. Ele proporciona apoio e profundidade para a nossa ascensão ao Supremo.

A prática do Yoga costuma ser definida de acordo com os cinco elementos e o equilíbrio deles dentro de nós. Como tal, nós devemos iniciar nossa prática de Yoga sacralizando a Terra em nosso interior e à nossa volta. Isso significa honrar a Terra em nosso ambiente natural, especialmente no solo, nas pedras e formas de terreno, tomando consciência da presença de Shiva e Shakti dentro dessas formações naturais. Isso implica respeitar nosso próprio corpo físico como uma manifestação do elemento cósmico Terra, nossa própria rocha ou montanha, projetada para conter o crescimento e desenvolvimento da nossa alma na vida.

Com a sua ênfase no poder secreto da Terra, o Tantra Yoga é, de maneira inerente, uma prática ecológica. Ele nos ensina que o nosso próprio ambiente natural é uma manifestação de Shakti, o poder da Deusa, e porta a sua graça. Para ser capaz de alcançar os céus, devemos primeiro ter os nossos pés firmemente plantados no chão. O ponto mais alto do Céu e o centro da Terra são uma unidade, numa eterna união mística! Esta também é a unidade do chakra da raiz, a nossa Terra interna, e o chakra da coroa, o céu da nossa mente, e do Pai Celestial e da Mãe Terra.

Oculto dentro do planeta Terra está o poder secreto, ou Shakti, da evolução espiritual superior. Este Yoga Shakti é mais forte em regiões montanhosas como o Himalaia, que permite que o pleno poder do elemento Terra seja revelado. O mesmo poder evolutivo está oculto na Terra do nosso corpo, o chakra da raiz, na montanha da coluna. Revelar essa Terra mística dentro de nós se assemelha muito a viajar para o interior de uma caverna secreta no fundo do solo, na qual várias pedras preciosas ou cristais podem ser encontrados e que contém um fogo subterrâneo de transformação duradoura.

Entretanto, esses poderes internos da Terra são fortes e primordiais; não se deve brincar com eles por mero ganho ou entretenimento pessoal. Eles contêm os fogos primordiais da vida que, como poderosas correntes de força derretida, podem nos consumir. Existindo ainda mais profundamente que as raízes da sexualidade na Natureza, essas correntes da Terra contêm a vontade original do Divino de se manifestar em forma, o anseio da alma de se incorporar no campo da matéria física. O espaço secreto dentro da Terra contém a fundição mística, a partir da qual a alma pode ser transformada no ouro da pura consciência. Devemos abordar essas energias primordiais da Terra com reverência, para tirar proveito de sua energia, sabedoria, vitalidade e graça.

A Deusa Bhairavi e o chakra da raiz

A principal Deusa Yogue que tem relação com o fogo da Kundalini é *Bhairavi.* Ela é uma forma da Shakti, especificamente o aspecto marcial ou guerreiro de Kali.[48] Bhairavi significa "feroz" ou "terrível". Ela é a forma feroz do fogo que consome o universo inteiro no final da criação cósmica, dissolvendo-o e fazendo-o voltar à Pura Consciência. Bhairavi reside em forma latente no chakra da Terra e inicia o processo alquímico yogue a partir de lá.

Devemos aprender a honrar essas Deusas selvagens da Terra, como o fogo vulcânico por baixo da crosta terrestre, que pode sair com ímpeto e abalar as próprias bases do nosso mundo. Esses poderes da Terra têm a sua beleza e sua fertilidade, mas são forças impressionantes da natureza que não podemos controlar num nível individual ou social. A graça da Deusa e a visão de Shiva são necessárias para o seu desenvolvimento adequado. A Kundalini é uma manifestação de um poder vulcânico dentro de nossas próprias psiques. Não deveríamos tentar despertá-los a menos que estejamos bem preparados para sentir a sua força.

Bhairavi é também o principal nome da Deusa nas tradições tântricas da Caxemira e de Bengala. Isso é devido à identificação dela com a energia do fogo, que é o primeiro poder venerado nos *Vedas.* Bhairavi é mais do que apenas o fogo da Terra; ela representa todas as formas de fogo, culminando no fogo eterno e inextinguível do próprio Ser (Brahmagni).

O Yoga Védico começa com o ato de acender Agni, o fogo sagrado no altar da Terra, que é internamente o chakra da raiz. Como dizem os *Upanishads*, citando a linguagem védica: "De início com o controle yogue da mente, ampliando a inteligência interna, o Deus Sol, discernindo a luz do fogo, criou-o a partir da Terra".[49]

A fala é a faculdade interior que corresponde ao fogo no pensamento védico. No sistema yogue, o estado supremo da fala, *Paravak*, reside no chakra da raiz. Com respeito a isso, o movimento da corrente de som é *descendente* a partir da garganta (fala manifesta) passando pelo coração (fala prânica), pelo umbigo (fala iluminada), até a raiz (fala transcendente).[50] Ao alcançar o nível supremo da fala, também se obtém a realização do Eu e o despertar de todos os poderes. Ao se atingir a essência interna do chakra da raiz, como Fala Divina, se obtém a capacidade de abrir todos os chakras.

Esse movimento da corrente do som que desce até a Terra complementa e apoia o movimento do Prana, que sobe a coluna até o chakra da coroa. É o movimento yogue descendente, contraparte necessária para dar equilíbrio ao movimento yogue ascendente. Sem essa descida profunda, a subida verdadeira não é possível. Sem alcançar o mais profundo, não conseguimos encontrar o mais elevado.

Trazer o fogo para fora da Terra é o primeiro passo do Yoga Interior. Isso requer trazer a alma (Jivatman), nosso fogo interno, para fora da madeira ou matéria inerte do nosso corpo físico. Devemos nos tornar conscientes do nosso Eu verdadeiro no nível da alma, como uma chama de consciência além do corpo e da mente, operando como uma forma de Fogo Divino na Terra para expandir a consciência, a inteligência e o deleite.[51]

Devemos aprender a entrar em contato com a "luz da Terra", a luz interior da pedra, o Fogo oculto na Terra e aprender como trabalhar com ele. Existe um fogo na Terra, que se torna mais forte quanto mais fundo formos. Um fogo secreto reside no núcleo da Terra, não meramente enquanto globo físico, mas como a radiância oculta por trás do nosso próprio corpo ou mente física. Esse fogo não é apenas primordial, mas espiritual. É o fogo essencial da alma que criou o plano terrestre da existência e o corpo humano, para o propósito da realização do Eu e a união com a luz mais elevada. A matéria não é simplesmente escura, mas contém um fogo divino que pode transformar matéria em vida e mente, com o objetivo de realizar a pura consciência do Absoluto, além de todo tempo e espaço.

Num nível prático, trazer o fogo para fora da Terra exige purificar a Terra do nosso corpo, que é o trabalho da medicina Ayurvédica, para tornar o corpo um veículo apropriado para receber forças mais elevadas. A alimentação correta e a administração adequada do fogo digestivo são o meio principal para fazer isso. Além disso, a prática das posturas do Hatha Yoga é projetada para estabilizar o elemento Terra no corpo físico, de modo que este possa servir como um altar no qual o fogo interno possa ser aceso.

O fogo interno vem para fora através do pranayama, que ergue o fogo para fora da Terra do chakra da raiz até os planos mais elevados.

Despertar a Kundalini significa despertar Bhairavi, o aspecto selvagem e inexorável de Shakti que entrou na matéria física para modelar e forjar a vida da alma a partir dela. Bhairavi é um fogo insaciável, impelindo o crescimento espiritual, a purificação e a transformação. Ela cria internamente desejo e paixão, necessários para estimular a alma a crescer e procurar algo realmente universal e que leva à realização.

Os dois Tripuras: Sundari e Bhairavi

Bhairavi é complementar a Sundari, como o poder é em relação à beleza. Eles são os dois aspectos da deusa, assim como o duro e o macio, o fogo e a água, Agni e Soma, e como os chakras da raiz e da coroa. A Shakti no chakra da raiz é Bhairavi, aquecendo o prana e nos purificando. A Shakti no chakra da coroa é Sundari, refrescando a mente e trazendo beleza e deleite.

Bhairavi, como Sundari, é *Tripura,* que significa "ter três formas", em relação aos três mundos da existência manifesta como Terra, Atmosfera e Céu, e suas três luzes do Fogo, Sol e Lua. Essas três formas também têm relação com os três aspectos da nossa natureza, de Fala, Prana e Mente (Vak, Prana e Manas). Contudo, enquanto Sundari representa o lado suave desses três grandes poderes, a sua linda luz, Bhairavi leva consigo o seu lado de fogo, o seu calor transformador.

O Tantra Yoga Interior é um movimento que vai de Tripura Bhairavi a Tripura Sundari. Ele começa com o calor e a dor do sofrimento, a prática de tapas e o empenho pelo desconhecido. Estes são os fogos selvagens de Bhairavi, que nos faz buscar o Supremo Shiva dentro de nós. Ele termina com o frescor e contentamento da felicidade, samadhi e Nirvana no Absoluto. Este é o néctar de Sundari, que está sempre em união com Shiva em sua morada celestial.

O mantra de três sílabas de Bhairavi

O mantra trissílabo de Bhairavi se desenvolve a partir do mantra de Sundari de **Aim Klīṁ Sauḥ**, mas com os sons adicionais do prana e do fogo **H**, **S** e **R** acrescentados a elas.

Hsraiṁ Hsklrīṁ Hsrauṁ

Os sons prânicos e do fogo **Ha**, **Sa** e **Ra** acrescentam tremenda energia e calor ao mantra de Sundari, transformando-o de um som calmante em uma conflagração.

Devido a sua natureza quente, o mantra de Bhairavi deveria ser experimentado apenas com um cuidado considerável, prudência e a orientação adequada. Ele deve ser utilizado na busca pela autopurificação e não pelo autofortalecimento. Ele deve ser equilibrado com os mantras de Sundari, pela força refrescante complementar do Soma. Devemos sempre buscar um desenvolvimento integral de Agni e Soma, as formas feroz e benéfica, para nos proteger contra quaisquer excessos. Quem já tiver ativado os mantras benéficos como os de Sundari pode, aos poucos, se dedicar ao mantra de Bhairavi.

Os mantras de Bhairavi ativam as *Dakinis,* as Shaktis especiais dos chakras, especialmente o seu mantra **Hsklrīṁ**. Este consiste nos sons de *Hakini* (ha) para o terceiro olho, *Sakini* (sa) para o chakra da garganta, *Kakini* (ka) para o chakra do coração, *Lakini* (la) para o chakra do umbigo e *Rakini* (ra) para o Centro do Sexo. As Dakinis são as yoginis que governam as energias dos chakras e devem ser aplicadas para desenvolver seus poderes.

Esse mantra pode ser usado na ordem inversa, começando com a letra **Ḍa**, que representa a Dakini no chakra da raiz, como **Ḍrlkshaim**. Esses mantras que consistem especialmente de consoantes criam uma fricção, que pode estimular as Shaktis dentro de nós. Para ser capaz de pronunciar esse mantra, primeiro acrescente a vogal a cada letra, como **Da Ra La Ka Sa Haim.** Depois tente eliminar a vogal **a** de modo que apenas as consoantes permaneçam.

Combinados com pranayamas[52] especiais, os mantras de Bhairavi podem despertar o fogo da Kundalini de maneira espetacular e elevar nossa consciência juntamente com ele. Mas para que isso possa ocorrer, devemos em primeiro lugar ter a nossa Terra, ou chão interno, no chakra da raiz; do contrário, poderemos perturbar ainda mais as nossas energias.

Não devemos esquecer a Terra, ou fundamento, da nossa prática de yoga, que é honrar os poderes da Deusa da Terra e nos tornarmos veículos adequados para que eles operem dentro de nós. Para isso podemos venerar a Terra como *Bhumi Devi*, a Deusa Terra, ou como *Sita,* a consorte do Senhor Rama.

Uma outra maneira de dar uma base ao Chakra da Terra e à força da Kundalini é venerar Ganesha nesse ponto. Podemos usar o mantra **OM Gam Gaṇeṣāya Namaḥ**!, no chakra da raiz, ou o mantra de sílaba única de Ganesha, **Glaum**. Ganesha conecta-se com a força da Kundalini com a calma mais profunda da mente superior.

Contudo, é provável que a consideração mais importante seja sempre venerar a Deusa Durga, antes de trabalhar com Bhairavi. Durga é a forma protetora da Deusa do Fogo, que remove toda negatividade, destruindo todas as forças antidivinas. O mantra de Durga é:

Om Hrīm Śrīm Dūm Durgāyai Namaḥ

Podemos também usar apenas os três mantras iniciais, **Om Hrīm Śrīm Dūm**. Ao passo que a força de Bhairavi, se despertada de forma prematura, pode ser prejudicial, a energia de Durga é sempre benéfica, contanto que tenhamos devoção por ela. Ela protege a Terra como a Mãe universal. Podemos cantar seu mantra a qualquer momento em que desejemos a graça e proteção da Deusa.

Drishti Yoga, o Yoga da Percepção

Um dos aspectos mais poderosos e dinâmicos do Tantra Yoga, mas raramente examinado de maneira geral, é o "Yoga da Percepção", chamado *Drishti Yoga.* O uso do olhar fixo dirigido, seja para fora ou para dentro, pode rápida e radicalmente alterar nossa consciência e vitalidade. Ele pode criar uma energia semelhante ao raio, por aumentar nosso Prana e desenvolver uma percepção intuitiva direta de discriminação da natureza da Realidade.

Juntamente com o mantra, o pranayama e a meditação, muitas técnicas para manter ou dirigir a própria visão são importantes para despertar as energias mais elevadas do Yoga. Como o olho é o guia do corpo e a luz da mente, o Yoga da percepção pode ser essencial para dirigir nossa prática. Todos os alunos sérios deveriam incluir Drishti Yoga em sua rotina diária de yoga.

Não obstante, o yoga da percepção não é uma questão abstrata ou técnica. As divindades fazem parte do yoga da percepção, assim como dos outros Yogas. Muitas divindades – inclusive diversas deusas importantes – refletem os segredos do yoga da percepção, sem o qual não podemos entender suas funções ou aparências. A própria Kundalini Shakti é uma energia perceptiva mais elevada.

O Drishti Yoga está intimamente ligado à prática de *dharana* ou concentração yogue, que emprega a fixação do olhar em diversos objetos internos ou externos (*antar drishti* ou *bahir drishti*). Um método comum de fixar o olhar externamente é chamado de *Trataka*, que consiste em manter um olhar constante na chama de uma vela ou lâmpada caseira à base de *ghee*, a manteiga clarificada. Muitos objetos externos podem ser usados de maneira semelhante para a concentração, como olhar para uma árvore ou flor e manter o olhar nelas, permitindo que sua energia se revele dentro da nossa mente.

Podemos também olhar para objetos externos como manifestações da nossa própria "luz da visão" ou *Drishti Shakti*. Os objetos externos podem ser trazidos ao olhar interno e podemos senti-los como formações da nossa própria consciência. A chama em que nos concentramos externamente pode se tornar viva e falar conosco de acordo com o seu papel de mensageira dos Deuses. Podemos descobrir a luz da consciência oculta em tudo o que vemos.

A fixação interior do olhar consiste em se concentrar nos chakras ou outros lugares especiais do corpo, como a ponta do nariz ou o ponto entre os olhos. Fixar internamente o olhar não apenas concentra a mente como atrai nossa energia para dentro, ampliando a ação de pratyahara, ou a internalização yogue do prana e dos sentidos.

Um importante método de *dharana* é o "Drishti dos cinco elementos". Nessa prática, nós nos concentramos numa forma externa do elemento e a fundimos internamente com seu chakra dominante, devolvendo os aspectos externos do elemento a sua origem interna no corpo sutil.

- Concentre seu olhar numa forma externa do elemento Terra, como uma pedra ou uma montanha, e funda-a internamente no chakra da raiz ou da Terra, na base da coluna. Sinta a unidade com todas as formas possíveis do elemento Terra.

- Concentre seu olhar em um rio, lago ou oceano e funda as formas externas do elemento água com sua origem interna no chakra da criatividade ou da Água. Sinta a unidade com todas as formas possíveis do chakra da Água.
- Concentre seu olhar nas formas externas de luz, como o fogo, uma vela ou o Sol, e funda seu sentido de luz no chakra da energia ou Fogo. Sinta a unidade com todas as formas possíveis do elemento Fogo.
- Concentre seu olhar nas nuvens do céu e funda o ar externo no Ar interno ou chakra do coração. Sinta a unidade com todas as formas possíveis do elemento Ar.
- Concentre seu olhar no espaço externamente e funda o espaço externo no espaço interno da garganta ou chakra do Éter. Sinta a unidade com todas as formas possíveis do elemento Éter.

Os métodos perceptivos yogues incluem visualizações internas, especialmente a visualização na forma da divindade ou a forma de seu yantra. Cada divindade tem sua própria forma de meditação (*dhyana murti*) com gestos, ornamentos, armas e trajes específicos nos quais meditamos quando as invocamos.

Cada divindade tem seu yantra ou forma geométrica que revela o seu padrão interno de energia. Os yantras são ferramentas de particular importância no Yoga da percepção. O Sri Yantra, por exemplo, pode ser usado como um artifício perceptual para abrir o chakra da coroa, pois os triângulos do yantra estimulam as pétalas do chakra.

Além disso, o Drishti Yoga contém "exercícios perceptivos ativos", como visualizar o muito grande no muito pequeno e o muito pequeno no muito grande. Por exemplo, podemos imaginar que uma pedra pequena é uma grande montanha, ou que uma montanha é uma pedra pequena. Isso nos leva à percepção final do infinito no finito e do finito no infinito.

Um outro método perceptivo importante é enfocar o próprio olhar no espaço entre os objetos e esquecer os próprios objetos. Esse *Akasha Drishti* ou "olhar do espaço", abre nossa consciência mais elevada de um modo muito poderoso. Os textos tântricos tradicionais, como o *Vijnana Bhairava,* contêm muitos desses métodos de percepção. Nós já discutimos muitos deles na segunda seção do livro.

Importância do Yoga da percepção

No mundo moderno, nós estamos sofrendo de distúrbios sensoriais que agitam nossa mente, emoções e prana. Sofremos de uma aguda sobrecarga sensorial, através de nossa mídia e da cultura baseada no computador. Não obstante, por trás desse excesso sensorial há uma maior privação sensorial.

Nossa gama de impressões sensórias está severamente limitada por nossa cultura tecnológica. Nós não mais interagimos com a natureza ou vivemos nela, a qual proporciona uma gama muito mais ampla de estímulos dos sentidos, que podem ajudar a abrir aspectos espirituais mais profundos da nossa mente e coração, bem como ligar o nosso prana com a energia cósmica da vida. Nós perdemos nossa capacidade de apreciar os matizes sutis da Terra, as nuvens e o céu, e preferimos as luzes de neon do nosso ambiente urbano, luzes mais fortes, porém mais uniformes. O Yoga da percepção cria uma sensibilidade interna aumentada, por meio da qual podemos mais uma vez apreciar a beleza de toda natureza, bem como as energias espirituais ocultas em nosso corpo e na nossa mente.

Esses métodos perceptivos libertam nossa mente e sentidos de suas respostas condicionadas, que estão ligadas ao modo como dirigimos nossos sentidos. Nossos padrões perceptivos contêm apegos emocionais, hábitos e inclinações arraigados, o que limita a nossa capacidade de crescer e desenvolver interiormente na vida. Os métodos perceptivos yogues podem nos ajudar a solapar, evitar e transcender esses obstáculos, trazendo nova energia e uma visão renovada. Nós podemos mudar nossa psicologia de maneira radical, simplesmente mudando o modo como olhamos para o mundo e como olhamos para nós mesmos.

Precisamos aprender a usar a percepção de maneira criativa, para romper de modo consciente nossos conceitos restritivos acerca de quem somos e do que é o mundo. Só então poderemos ganhar uma janela em direção ao infinito e descobrir uma nova visão do Eu e do universo que revele paz e liberdade duradouras. Para que uma prática energética de yoga seja completa, devemos incluir o yoga da percepção, seja desempenhando práticas especiais em certas ocasiões, ou mantendo de modo geral nossa percepção em um foco interno.

O terceiro olho e o poder da percepção

O poder da percepção ou *Drishti Shakti* está centrado nos olhos, especificamente no terceiro olho onde o Raio ou Vidyut Shakti reside. É a grande força de Shakti que coloca em ação todas as outras formas da Shakti. *Isso significa que onde quer que coloquemos nosso olhar, lançamos o fogo luminoso da percepção sobre esse objeto e o energizamos.*

Se focarmos nosso olho interior no chakra da raiz, poderemos auxiliar o despertar do fogo da Kundalini que mora ali. Se focarmos nosso olho interior no chakra do coração, poderemos despertar a luz do Sol interior da pura consciência que reside ali. Se focarmos nosso olho interior no chakra da coroa, poderemos revelar a luz da Lua interior que tem relação com ele e suas correntes de néctar.

Essa percepção luminosa do terceiro olho é também a arma dos Deuses. É o lançar de olhos de Shiva que destrói *Kama Deva,* o Deus do desejo. É o Vajra de Indra, ou raio, que destrói o dragão da ignorância e libera as águas da vida imortal para que fluam no oceano do coração.[53] Esse lançar de olhos direto tem relação com a Deusa Chinnamasta, que corta a própria cabeça com sua espada da percepção, revelando o Vazio infinito além do ego-mente.

Para cultivar esse poder direto da percepção, deve-se enfocar um objeto de maneira direta, completa e com plena atenção. A luz da percepção então faz o objeto se abrir e se revelar, tornando-se uma porta de acesso ao mundo além da forma, dissolvendo nas ondas da consciência.

Além desse olhar central ardente de Shakti existe o "olhar de soslaio de Shakti" (Shakti kataksha), que é charmoso, atraente e nos leva em direção à luz interior. A Deusa olha de soslaio seus sinceros devotos, concedendo a eles sua beleza, graça e abundância. Nós podemos cultivar esse olhar oblíquo olhando para as coisas de maneira indireta, atraindo a atenção delas para nós, por assim dizer, assim como uma bela mulher apenas precisa lançar um olhar de relance para um homem, sem precisar olhar diretamente para os olhos dele. O olhar de solaio abre os reinos do mistério sutil, sabedoria e energia, refletindo a atração do desconhecido.

Drishti Shakti, ou o poder da percepção, é uma forma de *Shaktipat,* a doação da graça nas iniciações tântricas. A doação da Shakti através dos olhos é provavelmente o método mais poderoso de iniciação. A visão de luz direta é mais difícil de receber e é apenas para os devotos mais avançados. O olhar de soslaio é uma forma mais suave que estimula o coração. Todos os yogues poderosos têm Drishtis fortes; o próprio poder dos seus olhos nos atrai a sua presença ou darshana, e é a base do seu carisma.

Uma forma tântrica especial do Drishti Yoga é concentrar-se no poder de ver como sendo a realidade. Para fazer isso, em vez de dirigir nosso olhar para um objeto particular, nós nos concentramos no poder de ver. Olhamos para o ato de ver, em vez de olhar os objetos vistos. Meditamos sobre a luz da percepção como realidade, abrindo mão de nossa fixação na realidade do mundo externo. Aprende-se a entrar em contato, sustentar e dirigir o poder do olho como um raio de luz. Desse modo, a própria atenção se funde na luz perpétua da percepção interna.

Em relação ao Mantra Yoga, o som **I** relaciona-se à Deusa, bem como à percepção, sendo o mantra dos olhos.[54] O mantra **Īm** estimula a percepção de uma maneira direta, tanto através dos olhos físicos externos como do terceiro olho interior. Entretanto, é por meio do mantra destrutivo **Hūm**, o som da ira, que o poder destrutivo da percepção surge para remover negatividades, como no caso do olhar de Shiva. O olhar de soslaio da Deusa opera por intermédio do mantra **Klīm**, que captura a mente e a sustenta com charme e graça.

Chinnamasta: O olho além da mente

Kali é a grande Deusa do Yoga, que assume muitas formas diferentes à medida que se desenvolve o processo yogue. Sua forma destruidora ou poderosa é chamada de "Chandi", o aspecto vermelho, irado ou intrépido da Deusa, que destrói as forças negativas, os Asuras ou as energias de vida fora de controle, que investem contra o praticante. Bhairavi é uma forma de Chandi enquanto a Deusa do Fogo da Kundalini.

A força ainda mais destruidora de Kali é chamada de "Prachanda Chandi", a forma destruidora ou apaixonada de Chandi. Esse é um outro nome de *Chinnamasta,* que significa "uma cabeça cortada", provavelmente a mais incomum das Deusas, que é retratada bebendo o próprio sangue com a própria cabeça que ela acabou de cortar!

Chinnamasta é também chamada de *Vajra Vairochani,* "que tem o esplendor da luz do diamante", ou *Vajra Yogini,* "a Yogini do diamante". Ela é a grande Yogini ou Yoga Shakti da percepção mais elevada. O diamante ou Vajra é a arma do grande Deus Indra que representa o poder da percepção, que pode superar todos os obstáculos.

Como cabeça cortada de maneira voluntária, Chinnamasta representa o estado além da mente, a entrada no vazio que ocorre com a abertura do chakra da coroa. A abertura do chakra da coroa é muitas vezes simbolizada por uma cabeça cortada. É a cabeça, simbolizando o Eu mais elevado, que é liberada do corpo bruto. Nos *Vedas,* o disco solar foi considerado como uma cabeça cortada por esse motivo, a luz Divina liberada do mundo da forma.

Chinnamasta é o poder de Drishti Yoga, a Deusa como nosso guia ao longo do Yoga da percepção. Ela é o poder de Kali da percepção iluminada, a força elétrica do terceiro olho. Ela é o olho por trás do olho, o olho interior além da mente, que é o poder perceptivo do Eu superior. Esse olho interior da cabeça é também o aspecto solar do chakra da coroa. O olho interior é tanto o vidente de tudo, como o consumidor de tudo. Ele absorve o universo inteiro em si mesmo.

Para Chinnamasta, podemos usar o mantra **Īm Krīm Hūm** para gerar o poder de raio da percepção e discriminação superiores. **Īm** é o poder da visão. **Krīm** é a energia elétrica transformadora. **Hūm** é a expansão e explosão da força prânica e da luz. Mas, mais uma vez, deve-se usar o mantra com cuidado, com o objetivo de purificar e transformar a mente e os sentidos.

O Mudra Shambhavi

O *Mudra Shambhavi* é uma prática yogue bem conhecida, que consiste em enfocar a própria atenção internamente, enquanto se olha para fora através dos olhos abertos. Por meio da prática do mudra Shambhavi, o mundo externo perde a sua solidez, e é vivido em uma forma vazia como nuvens no espaço, sem nenhuma forma ou substância fixa. O fogo de raio da percepção é dirigido internamente para a realização de Shiva ou pura consciência.

Praticar o mudra Shambhavi é fácil. É melhor fazê-lo na posição sentada, embora se possa praticá-lo em pé também. Continue a olhar para o ambiente externo, mas estabilize o seu olhar e dirija sua atenção para dentro. Mantenha o seu olhar calmo e evite piscar tanto quanto for possível. Concentre-se internamente na pura luz de Shiva, clara e transparente, como a realidade essencial dentro e fora. Contudo, embora o mudra Shambhavi geralmente seja praticado com os olhos abertos, ele pode ser feito com os olhos semiabertos ou fechados. O importante é a direção interna da visão.

O mudra Shambhavi é uma ferramenta importante de concentração e meditação; provavelmente, é o método primordial do Drishti Yoga, a partir do qual muitos outros métodos são derivados. Muitos praticantes budistas preferem meditar à maneira do mudra Shambhavi, com os olhos abertos, mas a atenção fixa internamente.

Esse mesmo tipo de prática de internalização pode ser usado com todos os sentidos. Pode-se dirigir a atenção para dentro enquanto os ouvidos, a pele, a língua ou o nariz estão envolvidos em suas atividades externas. Uma boa maneira de fazer isso é concentrar-se no aspecto interno do órgão do sentido. Por exemplo, com os olhos, podemos enfocar o terceiro olho ou o olho direito. Com os ouvidos, podemos enfocar o ouvido direito ou o ponto no topo da cabeça. Dessa maneira, a atenção se dirige ao poder do próprio órgão do sentido, em vez de estar nos objetos sentidos por ele.

O mudra Shambhavi é uma prática de pratyahara, uma interiorização da energia que é realizada não através do fechamento dos sentidos, mas pelo afastamento da corrente da atenção dos sentidos, mesmo quando estão ativos. Não envolvemos os sentidos ou perseguimos seus objetos, mas mantemos a nossa atenção internamente. É como manter a própria atenção nas profundezas do mar mesmo enquanto sentimos as ondas na superfície.

O mudra Shambhavi pode ser feito com o Prana, dirigindo-o para o Eu interior através do controle do poder da respiração. Esse "fixar interno do Prana", ou *Prana-drishti* pode ser feito de diversas maneiras. Pode-se fixar o olhar interno no coração, como sendo a sede de Prana. Outro método é fixar o próprio olhar na ponta do nariz para o controle do Prana, ou num ponto no espaço a uma distância de doze dedos do nariz. Ou, durante a realização do pranayama, pode-se dirigir o Prana para cima e para baixo da coluna, ao mesmo tempo movendo ou rolando os próprios olhos, usando a luz da percepção para estimular o poder da Kundalini a subir junto com a respiração.

Uma outra forma do mudra Shambhavi é dirigir o olhar internamente para o coração e por meio dele fundir mente e coração. Pode-se manter a própria atenção no coração espiritual, mesmo quando se está ativo externamente através do corpo e dos sentidos. Mantenha a sua visão centrada na luz do coração, seja o que for que você faça. Desse modo, você pode transcender todas as perturbações e flutuações do mundo exterior. Um método relacionado é unir o terceiro olho ao olho do coração. Pode-se enfocar o mantra do coração **Hrīm** para ajudar nesses processos.

A prática do mudra Shambhavi nos proporciona uma paz profunda em meio à agitação das nossas atividades externas. Isso tem especial importância atualmente, quando poucos entre nós dispõem de tempo para si, ou para práticas de yoga complicadas. Mantenha seu centro de gravidade dentro de si próprio e você nunca cairá nas ciladas do mundo.

Olhando internamente para o centro da lua

Um dos lugares mais importantes para se enfocar o olhar interior é o palato macio (véu palatino) no fundo do céu da boca. O palato macio é o ponto de união de todos os cinco sentidos, onde a boca e as passagens nasais se encontram junto com suas cavidades adjacentes. A região do palato macio é chamada "a morada da Lua" no pensamento yogue. Como a Lua se relaciona com a mente no simbolismo yogue, quando nos concentramos nesse ponto a mente é facilmente acalmada.

No pensamento védico, o palato macio é o local onde Indra, ou o poder mais elevado da percepção, nasce, a Indra-yoni. Fixar o olhar no palato macio concentra todos os sentidos, abrindo os poderes perceptivos superiores do chakra da coroa através do qual conhecemos o nosso Eu verdadeiro.

O palato macio ou lugar da Lua é o útero de Shakti ou *Shakti yoni* na cabeça, no qual nascem os poderes da consciência superior. Nesse ponto, é possível vivenciar todos os *rasas*, as essências sutis, os *tanmatras* ou elementos sutis, as formas celestiais do som, tato, visão, paladar e olfato, que proporcionam a apreciação superior dos mundos celestiais. A partir dali o néctar ou *amrit*, o Soma do chakra da coroa flui para baixo. Fixar o olhar no palato macio nutre a criança divina ou percepção superior dentro de nós. Isso permite secreções mais elevadas de contentamento interior e profundo relaxamento, que flui do cérebro para o sistema nervoso, aliviando a dor, a ansiedade e a agitação.

Essa fixação do olhar no palato macio é um meio importante de energizar os mantras. Ele funciona particularmente bem com os mantras de Soma, começando com a sílaba seminal **Śrīm** e ampliando para o mantra Panchadashi da Deusa Sundari, em seu mantra de três sílabas **Aim Klīm Sauḥ**. Manter o olhar no lugar da Lua enquanto se repete esses mantras proporciona mais vitalidade ao mantra e permite que o Soma flua através dele. Esse é um grande segredo raramente revelado nos ensinamentos yogues.

O olhar de Shiva e a Deusa Shambhavi

Esse olhar para dentro, seja com olhos abertos ou fechados, é o "olhar de Shiva" ou *Shiva Drishti*. Ele revela a presença de Shiva que permeia todas as coisas como a luz do ser. Esse olhar de Shiva é também a Deusa olhando para Shiva. Nesse sentido, Shambhavi é uma forma da Deusa.

Shambhavi é a Deusa enquanto doadora da graça da percepção. Ela está mais intimamente relacionada com Sundari, à medida que sua natureza básica é a beleza e a beneficência. Mas ela possui um lado intenso também, que lembra Chinnamasta. O poder de seu olhar pode remover qualquer negatividade dirigida a nós, através do poder do raio de seus olhos. Podemos venerar Ma Shambhavi para atingir os resultados do mudra Shambhavi e para obter a graça de Shiva.

A Deusa Sati e o Poder da Existência

Shakti é o fator primordial da existência extravasando com forças complexas, correntes entrelaçadas e qualidades secretas, conhecidas e desconhecidas. Não obstante, talvez de modo singular, o maior de todos os poderes é o poder da própria existência e não alguma força externa e seus milagres visíveis. A partir do poder da existência, como a raiz de uma árvore, todas as outras forças da natureza surgem. Ele é a base da vida, do amor e da luz, como o potencial primordial da alma.

Shakti é, antes de tudo, o poder primordial da existência e não alguma força externa ou manifesta. A primeira Shakti é *Sat-Shakti*, o "poder ou energia de Sat ou Ser". O poder do Ser é a suprema energia, o início e o fim de todos os poderes, porque ele outorga duração a todas as coisas, contendo-as no seio da eternidade. Sem ele, nada duraria nem por um segundo e nada poderia sequer ser imaginado.

A partir do poder da existência, surge o tempo e tudo o que dele se forma, os movimentos do nascimento e da morte, criação e destruição.

A partir do seu poder de difusão, surge o espaço e todas as formas que se manifestam no espaço, todos os elementos e os mundos formados por eles. De todo seu potencial, uma miríade de diferentes possibilidades pode ser realizada, entendida e abrangida. Todavia, o poder da existência é a mais elevada de todas as possibilidades, abarcando tudo o que fazemos.

O poder da existência enquanto Sat-Shakti dá origem a todas as outras Shaktis da consciência, felicidade, inteligência, mente, prana e corpo. Ele cria as forças elétricas e propulsoras do universo pela efusão de sua energia. Ele cria as forças magnéticas e de atração do universo por sua capacidade de conter todas as coisas dentro de si mesmo.

O poder da existência é o terreno a partir do qual a dualidade, a morte, o mal e o sofrimento podem surgir. Mas ele permanece imutável e imaculado por trás dessas negatividades que, em si mesmas, não têm uma realidade duradoura. O mal não consegue durar nem mesmo um dia, à medida que ele mesmo precisa voltar ao sono do ser, para que consiga funcionar! A plenitude do Ser permanece por trás de todas as outras atividades, por mais parciais que sejam. Quando reconhecemos seu poder e seguimos a sua graça, toda negatividade pode ser transformada, não por qualquer ação externa, mas pelo próprio Ser.

O poder da existência ou Sat-Shakti é a forma suprema da Deusa, a Shakti suprema ou *Parameshvari*. Ela é chamada de *Gauri*, a Deusa branca, em que a cor branca simboliza a pureza da existência, que é a consorte de Shiva tão pura como a neve das montanhas brancas das quais ela surge. A própria montanha branca de neve ou Himalaia é um símbolo do poder da pura existência, que permanece imóvel através de todas as mudanças externas. O próprio Shiva personifica a pura existência, imutável, imóvel, pleno, imaculado e independente. Shakti é a energia, graça e beneficência inerentes dentro dele.

O poder da existência é também o "poder da paz" *Shanti-Shakti*. Todos os poderes superiores surgem de uma profunda paz interior, ao passo que os poderes provenientes da agressão, agitação ou o esforço para controlar são, se olharmos profundamente, meras formas de fraqueza, que causam a decadência e a fragmentação. O poder interior do Ser – que podemos vivenciar ao contatar o poder da testemunha, ou Aquele que Vê, dentro de nós – nos leva além de todas as perturbações externas, permitindo que nossa energia seja conservada e transformada. O poder da paz é o poder mais elevado. Ele pode neutralizar todo conflito e unir todas as forças positivas. Mas para acessá-lo devemos, em primeiro lugar, ter paz dentro da nossa própria mente e coração, e não apenas a paz como ideal social ou político.

A história de Sati

Sati, enquanto personificação do poder da existência (Sat-Shakti), é considerada a primeira esposa do grande Deus Shiva. De acordo com a antiga história, o pai de Sati, Daksha, certa vez quis realizar um magnífico ritual; para isso convidou todos os Deuses, fazendo preparativos pródigos para o que ele planejava ser seu evento mais glorioso. Entretanto, Daksha excluiu Shiva e não o convidou, embora Shiva fosse o marido de sua própria filha. Isso foi devido ao aspecto incomum de Shiva e sua incapacidade de seguir as regras normais de comportamento. Para protestar contra a afronta ao seu marido, Sati de repente ofereceu a si mesma ao fogo sacrificial, no início desse grande ritual, abrindo mão do seu próprio corpo.

Essa história estranha possui um profundo significado interior. Shiva enquanto puro Ser é Transcendente. Ele não é uma pessoa, não tem nome e não tem nem um corpo. Ele não faz parte do séquito dos outros Deuses, ou nem mesmo seu governante. Ele não existe no mundo criado, mas tem sua morada apenas no Absoluto. Ninguém pode reconhecê-lo e ele não pode ser honrado por nada que seja externo.

Daksha simboliza a mente extrovertida e seu poder criativo, as forças dominantes do mundo externo da dualidade. Portanto ele deve, por natureza, excluir Shiva, cuja realidade é interior. Daksha não consegue nem mesmo ver Shiva, porque seu olhar se dirige, de modo inerente, para fora. Sati simboliza o poder da alma que, em sua pureza interna, está aliada com o Ser ou Shiva, mas em sua natureza externa é parte do domínio de Daksha, ou o mundo externo de Maya. A alma deve sacrificar seu envolvimento com o domínio externo e ir além do seu condicionamento, para descobrir seu verdadeiro ser. Isso é indicado pelo oferecimento que Sati faz do seu próprio corpo ao fogo sagrado. Sati é o poder do Ser dentro de nós, que não irá se confinar ao reino do tornar-se. Em sua essência, portanto, a própria Sati não tem corpo. Na condição de poder da existência, ela deve retornar à pura existência eterna além de toda manifestação, que é Shiva. Seu reflexo no tempo não passa de uma sombra.

No desenrolar da história, para vingar a morte de sua esposa, Shiva e seu séquito de espíritos chegaram e destruíram o sacrifício de Daksha. Esse acontecimento, da mesma maneira, reflete um significado profundo. A destruição de Shiva do sacrifício de Daksha representa a dissolução, por Shiva, da mente ou intelecto externo, representado por Daksha. Shiva nega a nossa visão externa da realidade, para nos atrair para o nosso Eu interior verdadeiro. Ele nos liberta do domínio do karma e do renascimento, a ordem cósmica da mente ou Daksha, e nos leva de volta para o Absoluto. Uma vez que entramos em contato com Shiva, todos os nossos preconceitos e crenças acalentadas devem partir. Ele rompe todos os nossos limites e apegos, especialmente qualquer tipo de mera conformidade a influências externas, regras e costumes.

Sati não pode realmente viver no mundo de Daksha. Ela é o poder da existência, a Shakti de Shiva que participa do mundo manifesto mas, em essência, o transcende. À medida que o mundo se desenvolve externamente, ela deve sacrificar a si mesma e retornar a Shiva ou o Absoluto. Sati, como Shiva, pode ser representada como um cadáver, que significa que ambos estão além do tempo e da ação. Shiva e Sati vivem como um único ser, dormindo juntos, por assim dizer, em eterna paz e deleite. Deles é a grande noite da eternidade, *Maharatri,* onde nenhum pensamento ou respiração se move. Deles é o grande dia da eternidade, no qual há uma dança perpétua de luz, amor e deleite, sem a necessidade de qualquer forma separada ou manifesta.

Todos nós buscamos retornar ao poder da existência, do qual nós surgimos e somente no qual podemos encontrar nosso verdadeiro lar enquanto alma. Nessa força suprema, contudo sutil e gentil, está o nosso Ser que permanece além das vicissitudes de tempo e circunstâncias. Nós tocamos seu reino de paz no sono profundo e ele forma o fundamento de todos os samadhis ou realizações espirituais verdadeiras. A alma sempre deseja retornar a sua união com Shiva e Shakti enquanto existência e poder, como Ser infinito, permeado por ilimitada energia, liberdade e deleite. Esse desejo da alma deve ser finalmente satisfeito e todas as nossas diferentes encarnações não passam de uma busca nesse sentido.

Toda graça vem da própria existência, do próprio fundamento do Ser que é nossa real natureza no mais profundo do nosso coração. Não precisamos buscar a graça, nem mesmo buscar o Ser. Apenas precisamos cessar de perseguir o não ser, parar de correr atrás de tudo o que não reflete nenhuma graça real ou porta qualquer substância verdadeira.

O problema é que nós ainda não existimos realmente num nível espiritual. Nós não residimos em nossa natureza essencial. Somos pegos pelas aparências e ações externas, num interminável vir a ser, buscando realizações ou aquisições no mundo externo. Essa é a raiz da nossa ignorância e infelicidade que, em si mesma, não é real. Quando retornamos ao poder do Ser, então todos esses problemas desaparecem, como as estrelas ante o Sol que nasce.

Deixamos de reconhecer o poder da existência, que é como o espaço, silencioso e universal. Estamos hipnotizados pelos poderes externos do mundo que não passam de sombras do pano de fundo da força do ser. Quando entramos em contato com o poder da existência, todos os outros poderes se fundem nele e não mais somos levados pelas atividades externas do mundo, ou as ilusões da mente. Nós ganhamos a força do nosso próprio ser e nos tornamos uma presença com que todos podem contar.

Como o poder do Ser, a Deusa nos leva de volta a Shiva, que é o próprio Ser. Ser receptivo ao poder do Ser como a graça da Deusa é realmente tocar o coração da existência. O Ser não é uma ideia abstrata ou uma força inconsciente. É a realidade primordial, o ser existente por Si só, dotado de supremo amor e alegria. Ele é a Mãe de tudo.

Ver o Ser como Shiva é compreender o ser em toda a sua plenitude, que não é apenas o mero fato da existência, mas ser um com tudo e também estar além de toda manifestação. Aquilo que é mais transcendente também é aquilo que é mais primordial e original. O fundamento da existência é a meta mais elevada da vida e o estado mais elevado de consciência.

Que possamos resgatar nosso Ser e abrir mão de toda luta e esforço no reino do tornar-se. Nesse estado original de descanso, nós residimos, naturalmente, além do nascimento e da morte, do prazer e da dor. A partir desse centro, nós podemos conservar todas as coisas e permanecermos intocados e não perturbados por nada. Que possamos nos lembrar do poder que somos, que dá força e substância a tudo o que foi, tudo o que será e tudo o que é. Podemos fazer isso com o grande mantra do Brahman supremo, **OM Tat Sat!**

Parte Quatro

O Yoga de Shiva e Shakti

A Lua na cabeça, o Sol no coração, o Raio nos Olhos, o Fogo na base da coluna, Ó Deusa, você existe como poder do pensamento na cabeça, como poder da visão nos olhos, como o poder do sentimento no coração, e como o poder da luz no lugar do Fogo.
Ganapati Muni, *Indrani Saptashati* 395-396

Esta seção explica o Yoga de Shiva e Shakti de acordo com os nossos centros internos de energia. É de particular importância para os praticantes no que se refere aos segredos yogues, mas as abordagens aludidas aqui podem ser úteis para qualquer pessoa que deseja experimentar a luz interior.

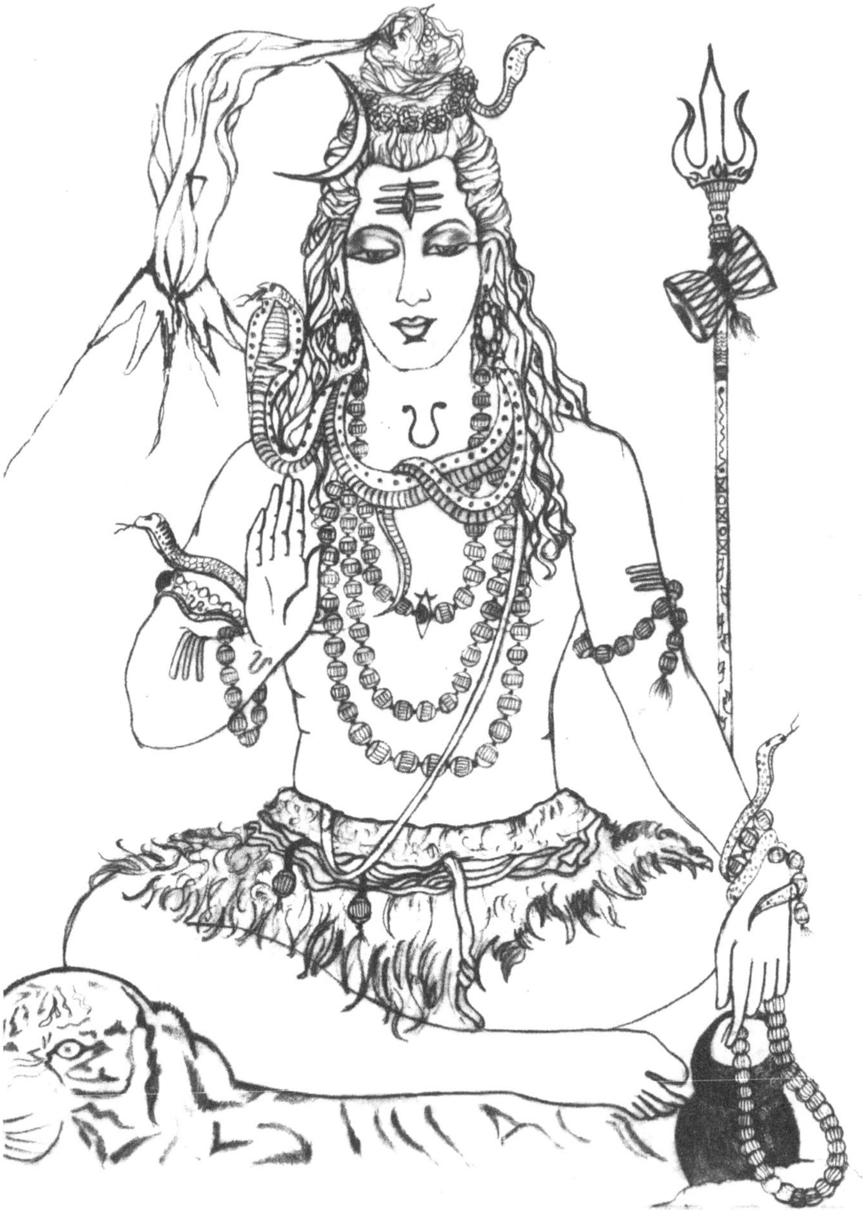

Shiva Maheshvara

Rudra e o Fogo do Prana

Shiva é uma divindade do Prana, que não apenas é a força vital em um nível biológico, mas o princípio universal da energia. Essa força vital suprema é a base de todas as manifestações da matéria, da energia e da mente. Ela é o primeiro poder do Eu Superior, o Atman ou Purusha. Se desejarmos retornar ao Eu, o Prana nos mostra o caminho de volta.

A prática interna do yoga gira em torno de trabalhar com o Prana em todos os níveis do corpo, da mente e do espírito. A medicina ayurvédica é baseada no emprego do poder do Prana como a força curativa básica por trás de todas as suas terapias. A astrologia védica reflete a ligação entre o Prana e a luz e a distribuição do karma através dos ciclos da vida. O Prana tem controle sobre todas as atividades no universo e todos os movimentos da mente, emoções e sentidos. O Prana é o principal Yoga Shakti ou poder do Yoga. Mesmo a Kundalini Shakti é o Prana desperto da alma. A Devi como Shakti é a essência do Prana e concede uma vitalidade ilimitada aos seus devotos.

O Prana tem a sua própria forma de Agni ou fogo, chamada de *Pranagni,* o "fogo de Prana", que opera por trás da respiração, nossos órgãos internos, nossos órgãos sensoriais e motores. O fogo de Prana é responsável pela sustentação da vida num nível autônomo, estimulando o sistema nervoso e mantendo o fogo digestivo, através do qual a homeostase ocorre.

Esse fogo de Prana tem relação com a divindade *Rudra*, a forma feroz de Shiva. Rudra é a fonte de todos os poderes de cura e confere rejuvenescimento e revitalização tanto ao corpo como à mente. Nós entramos em contato com a energia transformadora de Rudra sempre que passamos por uma catarse na vida, seja ela uma mudança emocional no coração, que causa uma modificação importante em nossa personalidade, ou uma crise curativa que faz o corpo se autodesintoxicar. Rudra também está presente dentro de nós para trazer maior intensidade à nossa vida, quer gostemos disso ou não, porque é essa intensidade que nos faz crescer e evoluir.

Esse fogo de Prana é, em última análise, a energia de toda vida e existência. Num nível cósmico, Rudra é o Prana universal personificado, o *Prana Purusha,* o "Eu" ou "alma do Prana". Esse Prana mais profundo nos sustenta durante o estado de sono profundo, quando a mente e os sentidos estão em repouso. O mesmo Prana leva a alma após a morte para mundos mais elevados e em direção ao seu próximo renascimento.

O Prana tem a sua própria inteligência, que vai muito além do nosso intelecto pessoal, do qual a inteligência natural do corpo é apenas um aspecto externo. Essa inteligência natural do Prana sustenta o instinto e a intuição dentro de nós, mantendo o nosso equilíbrio orgânico em um nível subconsciente e desenvolvendo o nosso potencial espiritual num nível superconsciente.

O fogo prânico tem uma natureza de relâmpago, ou elétrica, agindo de maneira súbita, intensa, imprevisível e inexorável. Ela pode despertar novamente a vida e as sensações nas pessoas que se sentem embotadas e pode até fazer reviver os mortos ou moribundos. Contudo, enquanto força destrutiva, o fogo de Shiva se torna o raio que é a "arma dos Deuses", a qual destrói todas as forças não divinas e não harmônicas. Muitos mantras védicos antigos reverberam com uma súplica a Rudra para que vire sua seta para longe de nós e nos proteja de sua ira.[55]

A seta de Rudra é o poder do Prana universal que pode aumentar nossa energia vital quando nos unimos com sua corrente ascendente, ou cortar nossa energia vital quando vamos contra a sua vontade invencível. A morte não é a negação da vida, mas a força vital deixando o corpo para uma forma mais apropriada de manifestação. Rudra facilita a cura e a transformação que é tanto vida como morte.

O fogo prânico e o mantra

As melhores formas de se trabalhar com o fogo prânico são através do pranayama, dos mantras e da meditação. Aqui vamos nos concentrar no mantra como o elemento-chave interno. O mantra contém um poder prânico da fala, a partir de sua ligação com a expiração. Os *Vedas* nos dizem que *Prana é a fala não manifesta, ao passo que a fala é o Prana manifesto.* Nós falamos através do ar que sai e podemos inspirar apenas quando não estamos falando. Todos os mantras e sons do alfabeto sânscrito surgem através do tambor de Shiva. Eles são formas de Shiva, começando com o **OM**, que é o poder da expressão.

De modo mais específico, existem certos "sons prânicos" no alfabeto que servem para conectar fala e respiração. "Sons **S**" e "sons **h**", ou o que são chamados de "sibilantes" em termos linguísticos, têm relação com o Prana e seu fogo. Eles são chamados de *ushmas* em sânscrito ou "o que produz calor". Eles refletem o som natural da respiração e a intensificam, acrescentando o poder da mente a ela. Nós encontramos esses sons prânicos em mantras como **So'ham** ou **Hamsaḥ**, os sons da respiração através da inspiração e da expiração.[56]

Um excelente mantra para Pranagni, o fogo prânico ou Rudra para preparar o Soma, o néctar da mente e cérebro superiores é:

OM Hrīm Krīm Hūm Hamsaḥ So'ham Svāhā!

O mantra **OM** se refere ao Prana não manifesto que é uno com o Absoluto. **Hrīm** é o Prana interno ou seminal do coração e a base da criação. **Krīm** causa a ativação da força elétrica do Prana e a faz manifestar-se. **Hūm** reflete o aspecto expansivo do Prana de luz e fogo. **Hamsaḥ** e **So'ham** representam os aspectos da natureza do fogo e da água de Prana ou o solar e o lunar, aspectos projetivos e reflexivos da luz. **Svāhā** é o mantra da consagração do fogo cósmico.

Use esse mantra antes de começar as suas práticas de pranayama ou meditação, para energizar o Prana dentro de você, repetindo-o por alguns minutos com uma voz suave ou de maneira silenciosa mentalmente. Você pode repetir as primeiras quatro sílabas na inspiração: **OM Hrīm Krīm Hūm**, e as sílabas restantes na expiração: **Hamsaḥ So'ham Svāhā**!

A divindade Rudra é o *Paramahamsa,* a mais suprema (parama) alma libertada ou ser prânico (hamsa), aquele cuja energia de vida e alma ultrapassou todas as limitações do corpo e da mente. O seu poder prânico revigora o corpo e abre a mente e o coração mais profundos. Ele nos concede a energia de *tapas* e *tejas,* o calor interno do fervor e da aspiração espiritual; a coragem, o destemor e a ousadia de abrir caminho através dos nossos apegos humanos e sermos absorvidos pelo Ser Cósmico. O Paramahamsa é aquele que respira com a respiração do Brahman Infinito e sua Luz Suprema (Paramjyoti).

Devemos despertar essa energia de Rudra, intrépida e focada, dentro de nós mesmos, se desejarmos alcançar um estado de profunda transformação. Para que isso ocorra, devemos estar dispostos a ser corajosos e ousados: ousar arriscar nossas vidas, por assim dizer – para desafiar as fronteiras da consciência humana comum e nos movermos para o grande Desconhecido. Apenas aqueles que, sem vacilar, podem assumir o austero desafio de Rudra, conseguem atingir a meta suprema da Vida, na qual nascimento e morte se dissolvem num poder indescritível, fazendo parecer pequena a criação de todos os universos e absorvendo as energias de todo tempo e espaço. Embora o nosso contato inicial com Rudra possa ser ríspido, no longo prazo ele irá se tornar nosso melhor amigo e guia mais seguro, que nunca se submete às opiniões da mente humana ou às preferências e aversões de ninguém.

O Mantra Maha Mrityunjaya

O canto devocional mais famoso e antigo a Shiva é o *Mantra Maha Mrityunjaya*, do *Rig Veda (VII.61.12),* que é atribuído ao Rishi Vasishta, o mais famoso de todos os sábios védicos. Ele significa o grande (maha) meio de conquistar (jaya) a morte (mrityu). É também chamado de *Mantra Trayam-*

bakam, por causa da primeira palavra, Trayambakam, Aquele que tem três olhos, que se refere ao Rudra-Shiva.

O Mantra Maha Mrityunjaya é o mantra védico mais importante para curar o corpo e a mente e para lidar com toda a negatividade e sofrimento possíveis na vida, seja proveniente de outras pessoas, animais selvagens, as forças da natureza ou as forças espirituais. Ele é um grande hino mântrico a Rudra-Shiva como a personificação do *Yajna*, o sacrifício védico, o qual externamente é o movimento kármico do universo e, internamente, é o movimento yogue da transformação da mente e coração da escuridão para a luz. Recitar esse canto ajuda-nos a remover os karmas negativos na vida – especialmente aqueles que se devem às influências planetárias do planeta maléfico Saturno – e também promove o despertar da Kundalini ou fogo prânico mais elevado.

Tryambakam yajāmahe sugandhim puṣṭivardhanam
Urvārukam ivā bandhanāt mṛtyor mukṣīya māmṛtāt

Nós veneramos Aquele de Três Olhos cuja fragrância é maravilhosa
e que é o reforçador do sustento. Como um pepino que cai de
seu talo, liberte-nos da morte, mas não da imortalidade!

Esse mantra poderoso reflete a nossa ligação orgânica com o Supremo. Shiva está presente nas maravilhosas fragrâncias da nossa experiência de vida, as essências da alma que nós absorvemos quando sentimos as coisas de maneira profunda em nosso coração. Ele aumenta a nossa capacidade de extrair sustento tanto das bênçãos como das tragédias da vida. Esse alimento interno da alma aos poucos a amadurece, no decorrer do tempo. Então, ela pode naturalmente sair do campo da mortalidade e adentrar o reino da imortalidade, assim como um pepino maduro pode cair do pepineiro sem nenhum esforço ou tensão. A realização de Deus está presente dentro de nós, como uma semente, como o potencial orgânico mais elevado da alma. Precisamos apenas tomar conta dele com a luz da meditação, a água da devoção e o solo do serviço, e ele se transformará na divindade em seu próprio tempo e do seu próprio jeito.

Embora esse mantra seja comumente usado, há três mantras seminais importantes que o tornam muito mais poderoso, que não são tão bem conhecidos. Elas tornam o mantra muito mais eficaz, e podem ser usados também por si só com os mesmos objetivos de cura e de salvação.

OM Haum Jūm Saḥ!

- **Haum** é, talvez, a sílaba seminal mais importante para Shiva. Ela consiste no **Aum** acrescido do prânico **H**, ou **OM** em sua plena energização prânica. Assim, o mantra confere força, atenção e vitalidade ilimitadas.
- **Jūm** (pronuncia-se juum) é a principal sílaba seminal para uma ação rápida de cura e salvação. A raiz "ja" indica movimento, rapidez, velocidade, vitalidade e poderes reprodutivos. A vogal **u** acrescenta energia, força e poder protetor a ela. Podemos comparar a sílaba **Jūm** com **Hūm**. **Hūm** aumenta o poder do Prana de uma maneira veemente e expansiva, que pode ser criativa ou destrutiva. **Jūm** aumenta a velocidade, a agilidade e a capacidade de cura instantânea que surge do Prana.
- **Saḥ** refere-se ao Ser, Eu, Atman ou Purusha, ou natureza superior. A fórmula **OM Haum Jūm Saḥ** funciona para criar energia prânica e para dirigi-la para a cura e a proteção do Ser ou Eu. **Saḥ** também serve para manter a energia gerada por **Haum Jūm**.

Pode-se repetir o mantra para a frente e para trás para um poder maior, seja em si mesmo, ou antes e depois do mantra Mrityunjaya.

OM Haum Jūm Saḥ, Saḥ Jūm Haum OM

Repita este mantra, **OM Haum Jūm Saḥ**, por alguns minutos, sempre que precisar de energia, vitalidade ou poder de cura adicional, lembrando do Senhor Shiva como o Prana supremo e poder de rejuvenescimento. Deixe que sua respiração se aprofunde naturalmente e vitalize o coração, à medida que você usa o mantra.

Como manifestar a Divindade: Mantras do Prana

A força do Prana tem relação não apenas com os sons **s** e **h** (sibilantes), mas também com o que é chamado de "semivogais", as letras **Y, R, L, V** ou as sílabas sânscritas **Ya, Ra, La** e **Va**. Intermediárias entre vogais e consoantes em sua qualidade energética, as semivogais refletem o Prana ou a energia mediadora entre o reino sem forma e o reino da forma, o Divino e o mundo.[57]

Esses mantras de Prana são empregados em um processo chamado de *Prana-Pratishta,* "estabelecendo a vida ou o espírito", um ritual extraordinário executado nos templos hindus com o objetivo de trazer o espírito real da divindade nas formas usadas para a veneração. De acordo com o pensamento hindu, sem primeiro investir o espírito da Divindade na imagem, esta não tem poder e é apenas uma forma material, mas quando o espírito da Divindade é trazido até ela, a imagem poder servir como um canal para a Divindade e toda a sua majestade e sabedoria.

O mantra Prana-Pratishta mais comum é o que se segue:

Om Ām Hrīm Krom Yam Ram Lam Vam Śam Ṣam Sam Ham Kṣam Hamsaḥ So'ham

A essas sílabas seminais, um mantra para a divindade, seja Shiva ou a Deusa, é acrescentado:

Śivasya Jīva iha sthitaḥ, que significa: "Que a alma viva de Shiva habite aqui".

Devyāḥ Jīva iha sthitaḥ, que significa: "Que a alma viva da Deusa habite aqui".

Os mantras **OM Ām Hrīm Krom** servem para invocar o poder divino para a sua forma. **OM** abre a energia. **Ām** expande a energia. **Hrīm** atrai a energia para o coração. **Krom** acrescenta uma intensidade de sentimento e emoção. As quatro semivogais (**ya, ra, la, va**) e cinco sibilantes (**śa, ṣa, sa, ha, kṣa**) trazem a imagem à vida, despertando o seu Prana e sentidos.[58] **Hamsaḥ**, **So'ham** traz o Espírito, Eu ou alma da divindade.

O mesmo processo de puxar para baixo a Divindade pode ser usado em nós mesmos, para invocar o espírito vivo da Divindade em nossa mente e coração, para trazer Shiva e a Devi à vida dentro de nós! Nós devemos colocar o Prana Divino não apenas em formas externas de veneração, mas em nossos próprios corpos, como a forma divina de veneração. Contudo, isso não é algo que possa ser feito de modo rápido ou irregular. Não é nosso ego pessoal que deve ser exaltado. Em primeiro lugar, o ego pessoal deve ser dissolvido. A mente e o coração aberto e sem ego são o receptáculo necessário para invocar a divindade dentro de nós.

Para esse propósito, primeiro esvazie a sua mente de todo desejo, medo, esforço e busca. Abra mão do seu eu pessoal e suas condições psicológicas. Prepare o seu ser interior para entrar no Eterno. A seguir, medite no Divino na forma ou aspecto de sua escolha, visualizando a divindade como se morasse no lótus de oito pétalas do coração espiritual que reflete todas as direções do espaço.

Então utilize esses mantras de Prana Pratishta para atrair o espírito da Divindade para dentro de você como o seu verdadeiro Eu imortal. Repita os mantras sete vezes para conduzir a divindade a todos os seus chakras. A seguir, mantenha-se na presença da Divindade, deixando o mundo se dissolver no mar Infinito da Consciência. Quando a sua mente voltar à tona, empenhe-se para manter a memória da Divindade dentro de você, como sendo a sua verdadeira natureza.

As Quatro Luzes e Centros de Energia Interiores

A prática espiritual tem tudo a ver com luz; trazer a luz para dentro e, o mais importante de tudo, sair da escuridão para a luz. O Yoga é basicamente uma ciência interior de luz, com seus vários aspectos, desde os asanas até a meditação, que são simplesmente diferentes métodos de cultivar a luz mais elevada dentro de nós.

Shiva como a Suprema Divindade é definido como pura luz, *Prakasha.* Ele indica a luz clara original da consciência por trás de todas as formas de luz no universo. A Shakti é a energia que surge a partir dessa pura luz original como o relâmpago da percepção, vida e expressão.

Essa "luz interior" não é apenas uma metáfora, mas pode ser sentida de maneira bastante vívida pela mente meditativa. A luz interior é a suprema luz além de todas as formas externas de luz, transcendendo todas as dualidades de luz e escuridão no mundo externo. Ela existe anteriormente e além dos cinco elementos da Terra, Água, Fogo, Ar e Éter, e mesmo além da luz ou fogo enquanto elemento. Essa luz interior do Ser dota a luz do

Sol de brilho, a luz da Lua de beleza, a luz do Fogo de cor. Num nível interno, ela dá a luz da compreensão à mente e energia ao Prana.

Essa luz interior não é apenas uma ideia ou emoção, mas o poder definitivo por trás de nossas faculdades de fala, prana, visão e mente. Ela tem diferentes formas, funções e localizações dentro de nós, que podemos vivenciar como a base de práticas mais avançadas de Yoga. A esse respeito, existem quatro centros principais de luz no corpo e os chakras: 1) A região do Fogo ou Agni; 2) A região do Sol ou Vento, Surya ou Vayu; 3) A região da Lua ou Soma; 4) A região do Raio ou Vidyut.

Essas regiões são assim denominadas porque levam consigo um tipo de energia semelhante às formas de luz correspondentes no mundo externo da natureza. Mas não devemos identificá-las literalmente com suas contrapartes externas. Elas são muito mais sutis que essas formas externas de luz, contendo uma vida e inteligência com a qual podemos nos comunicar dentro de nós mesmos. O Fogo dentro de nós, por exemplo, é um fogo de vida e um fogo de alma, e não um simples fogo material como no mundo externo.

- **A região do fogo ou Agni** relaciona-se aos três chakras inferiores dos centros da criatividade e do umbigo, e ao fogo digestivo (*Jatharagni* na medicina Ayurvédica). Seu principal centro é o chakra da raiz, onde ele reside como a Kundalini Shakti.

  Sua divindade dominante é Bhairavi entre as grandes Deusas. Ele tem relação com a energia superior de Pitta ou o humor biológico do fogo na medicina Ayurvédica e sua essência sutil de *Tejas* ou radiância interna.

- **A região do Sol (o fogo gasoso) ou Vento** tem relação com os três chakras do Plexo Solar, do Coração e da Garganta, mas especialmente o Coração, que é a sede do elemento ar, e com o fogo da respiração, o "fogo prânico" ou *Pranagni.* Ele também tem relação com o coração espiritual (hridaya) que está além de todos os chakras. Vayu ou Vento é o aspecto expansivo dessa energia, que é também o vento do espaço, não apenas o vento atmosférico, ao passo que o Sol é seu centro interno como a suprema Luz entre as luzes.

A sua divindade dominante é Kali entre as grandes Deusas, especialmente em seu aspecto Vayu. Ele tem relação com a energia suprema de Vata, ou o humor biológico ar, no Ayurveda e sua essência sutil como Prana ou vitalidade interna.

- **A região da Lua** tem relação com os três chakras superiores da Garganta, do terceiro olho e da cabeça, ou chakra da coroa, mas especificamente com o chakra da coroa, que é a região da mente e tem relação com a Lua no pensamento védico.

  Sua divindade dominante é Sundari entre as grandes Deusas. Ele tem relação com a energia suprema de Kapha ou o humor biológico água no Ayurveda e sua essência sutil como Ojas, ou o poder interno da resistência paciente.

- **A região do Raio** é a do terceiro olho e o fogo da mente especificamente, e os fogos da percepção e discriminação. Sua divindade dominante é Chinnamasta entre as grandes Deusas, a forma mais feroz de Kali. Ele tem relação com o poder perceptivo de Pitta, ou o fogo biológico no Ayurveda e nosso Budhi, ou inteligência suprema discriminadora.

A alquimia yogue da luz

O Tantra Yoga – assim como o Yoga védico do qual ele se desenvolveu – gira em torno da "união de Agni e Soma", o fogo e a lua, ou os poderes da Kundalini e do Soma. Nesse processo, o fogo da Kundalini ascende pela coluna desde o chakra da raiz, fazendo o Soma no chakra da coroa derreter e gotejar pelo corpo abaixo, abrindo os outros chakras no caminho.

No simbolismo do Tantra, Agni representa o princípio feminino ou Shakti, que tem relação com o fluido reprodutivo feminino e o sangue menstrual, cuja cor vermelha possui uma natureza aquecida e ardente. Soma indica o princípio masculino ou Shiva, que tem relação com o sêmen, cuja cor é branca e possui uma natureza refrescante e lunar.

Entretanto, a polaridade do sistema reprodutivo é oposta à polaridade do corpo como um todo. No corpo em geral, o princípio feminino é Soma ou água e o masculino é Agni ou fogo. É por isso que as mulheres têm maior índice de gordura e água no corpo e uma natureza mais calma, ao passo que os homens têm um temperamento mais quente e agressivo. Mas no que se refere à sexualidade e às práticas internas de Yoga, a polaridade é invertida.

A união de Agni e Soma resulta no desenvolvimento de Surya, a força solar, e Vayu como o grande Prana, seu vento de luz ou expressão. O fogo ascendente e o néctar descendente permitem que a luz e a energia do coração se expandam.

O raio do terceiro olho serve como a centelha, o acendedor ou disparador da manifestação das outras três luzes, do mesmo modo que o raio faz o fogo surgir na Terra quando ele atinge a vegetação seca no solo. A força do raio é subjacente às outras três forças como sendo a Shakti primordial. É o raio interior que surge do espaço e da clareza na mente.

Cada um desses quatro centros de energia tem relação com uma função particular de nossa natureza e tem práticas especiais de Yoga que os acompanham:

- Agni ou fogo relaciona-se à faculdade da fala, como órgão motor, bem como à capacidade da mente de se expressar e à prática do mantra ou *Mantra Yoga.*
- Surya ou o Sol relaciona-se ao Prana e à prática do pranayama, ou *Prana Yoga,* num nível externo e ao Eu interior, ou Atman, e *Jnana Yoga*, o Yoga do Conhecimento e investigação do Eu, num nível interno.
- Soma ou a Lua tem relação com a mente e com a prática da meditação, em especial, a de natureza reflexiva ou contemplativa, ou *Dhyana Yoga,* que tem tanto o enfoque devocional como o orientado para o conhecimento.
- Vidyut ou Raio relaciona-se com o olho e com nossa capacidade perceptiva em geral, bem como com os métodos yogues de percepção de fixar o olhar interna e externamente ou *Drishti Yoga.*

Todavia, os mantras podem ser utilizados para todos os quatro centros de energia.

- Agni ou o Fogo do chakra da raiz é energizado por mantras ardentes, em especial o **Hūm**, mas também **Hsraiṁ Hsklrīṁ Hsrauṁ**, os mantras de Bhairavi e de Durga, como **Hrīm Śrīm Hūm**.
- Surya ou o Sol do Coração é energizado por mantras solares, em especial o **Hrīm**,[59] ao passo que a força do Vento é energizada por mantras prânicos como aqueles de Kali, **Krīm Hūm Hrīm**.
- Vidyut ou o raio do terceiro olho é energizado por mantras luminosos, em especial, o **Krīm**, mas também **Īm** e os mantras de Chinnamasta como **Hūm**.
- Soma ou a Lua do chakra da coroa é energizado por mantras lunares, em especial **Śrīm**, e os mantras de Sundari, como o Mantra Panchadasi e **Aim Klīṁ Sauḥ**.

A abordagem védica ressalta esses quatro centros como aspectos do Purusha, o Ser Cósmico ou princípio de Shiva, a luz da consciência. Essa é a base do antigo Yoga védico. A abordagem tântrica ressalta esses quatro centros como aspectos da Devi, a Energia Cósmica ou princípio da Shakti, a energia da consciência. Essa é a base do Yoga Tântrico Interior. Mas a compreensão dos quatro centros e seus processos continua desde o védico até o tântrico, que emprega mantras, divindades e práticas semelhantes para trabalhar com eles.

Além da necessidade de fazer ascender o fogo da Kundalini até o chakra da coroa, precisamos também fortalecer cada um desses quatro centros em si mesmos.

- Precisamos aumentar e expandir o frescor, a luz reflexiva, a calma e o contentamento da Lua da mente e do chakra da coroa para permitir que a nossa consciência funcione num nível mais profundo.
- Precisamos aumentar a energia do Raio como poder perceptivo do terceiro olho para despertar nossos poderes superiores de visão e discriminação.
- Precisamos expandir a luz e o calor do Sol no coração, para abrir o nosso senso mais profundo do Eu, nossos sentimentos de unidade e um poder maior de Prana.

- Precisamos aumentar o poder do fogo no umbigo, para desenvolver uma maior energia de fala que possa projetar todos os poderes da criação, começando a partir da própria Terra.

Além de representar quatro centros diferentes, esses quatro poderes podem ser usados para trabalhar em qualquer um dos sete chakras.

- A luz da Lua serve para refrescar, acalmar e nutrir cada chakra para o qual a dirigimos, através da luz da mente reflexiva e seu poder de bem-aventurança, paz e contentamento. As formas contemplativas da meditação, como a meditação na paz universal ou amor eterno, podem ser usadas em todos os chakras para esse propósito de acalmar.
- A luz do Raio serve para despertar cada chakra através de sua poderosa força elétrica e prânica da Pura Consciência. Um olhar unifocal ou poder iluminador da percepção visual pode ser enfocado em qualquer chakra para este propósito de estimulação.
- A luz do Sol serve para abrir plenamente cada chakra através do poder do Prana superior e da consciência do Eu Superior. Podemos dirigir a força solar do Prana através da respiração a qualquer um dos chakras, para expandir a sua energia, ou podemos utilizar a força solar para levar a consciência do Eu universal para cada chakra e os fatores que ele governa.
- A luz do Fogo serve para energizar cada chakra através do poder do mantra no nível do som primordial. Mantras de fogo como **Hūm** podem ser utilizados em todos os chakras para esse propósito, para aumentar seus respectivos fogos internos.

Os mantras primordiais para essas quatro luzes podem também ser usados nos diferentes chakras e centros de energia.

- **Krīm** pode ser usado para energizar todos os chakras com a força elétrica da percepção do raio.

- **Hūm** pode ser usado para fortalecer todos os chakras com um calor expansivo e força.
- **Hrīm** pode ser usado para preencher todos os chakras com radiância e espaço.
- **Śrīm** pode ser usado para nutrir todos os chakras e provê-los de felicidade e deleite.

Geralmente, o movimento do Tantra Yoga é explicado em relação à ascensão do fogo da Kundalini, mas devemos reconhecer que todos os quatro centros e seus poderes de luz desempenham papéis importantes. Com respeito a isso, devemos reconhecer que o fogo da Kundalini, quando desenvolvido de maneira adequada, não é um fogo destrutivo. Isso é mais fácil de entender em relação à força da eletricidade. A eletricidade em si mesma é muito quente e, se não a ligarmos à terra de modo apropriado, ela pode nos transmitir um choque e nos matar, caso toquemos diretamente em sua corrente. Mas, pelos canais apropriados, a eletricidade é uma força que faz funcionar diversos aparelhos elétricos, mesmo aqueles que estão resfriando, como um refrigerador ou um ar condicionado. *Quando mantemos o fluxo da Kundalini nos canais adequados, ele pode desenvolver os poderes de todos os chakras e de todos os quatro centros de luz.*

À medida que o fogo da Kundalini sobe, ele não aumenta simplesmente o calor, ele energiza todos os centros de luz que desperta. Ele permite a plena expansão da luz da Lua na cabeça. Ele permite a plena expansão da luz do Sol no coração. Ele permite a plena expansão do Raio da percepção no terceiro olho. E ele sustenta o seu próprio Fogo de vida e existência no chakra da raiz abaixo.

Desenvolver esses quatro poderes de luz é fundamental para a alquimia yogue interna. Isso requer profunda dedicação, concentração e uma aplicação constante de esforço e atenção. À medida que as forças dos chakras superiores se desenvolvem, elas nos conectam com as grandes maravilhas do universo consciente que até mesmo a ciência moderna ainda nem imagina, e com uma beleza e bem-aventurança que estão além de toda formulação ou expressão.

Tome consciência dessas quatro luzes, quatro energias e quatro centros dentro de si mesmo e comece a trabalhar com seus poderes como a luz e a energia do seu próprio ser. Para facilitar esse processo, reconheça que a luz é o Purusha ou o Eu Cósmico e a energia é a Deusa. Seja uma luz e um poder em você mesmo, não como um princípio separado, mas como a fonte e sustento de tudo o que existe. Torne-se a luz interior do Deus Supremo dentro de você e a energia interior da Deusa Suprema.

A luz suprema de Shiva

No nível mais elevado, podemos ser absorvidos pela luz clara de Shiva por trás de todos os quatro grandes poderes de luz. Grandes Jnanis, mestres do Yoga do Conhecimento, conseguem ir diretamente para a luz de Shiva e integrar toda luz, energia e conhecimento nela. A luz clara do Absoluto contém a bem-aventurança da Lua, a percepção intuitiva do Raio, a radiância do Sol e o calor do Fogo como uma única realidade.

Cante "**OM Namaḥ Śivāya**!"[60] e entre na luz de Shiva que é a luz cristalina do Ser-Consciência-Felicidade! Torne-se uno com a presença da luz de Shiva que é a própria essência de tudo o que existe, existiu ou ainda vai existir!

Soma e o Yoga do Chakra da Coroa

O recipiente mais elevado do Soma é o chakra da coroa, ou lótus de mil pétalas, a partir do qual flui o néctar da imortalidade. Esse recipiente da cabeça é, em última análise, bebido pelo Eu, Deus ou Atman no coração que, no processo, consome todos os nossos desejos e os transmuta em felicidade.

Contudo, esse beber do Soma é o resultado de uma longa prática que tem diversos estágios e cujo processo não é rápido. O néctar do chakra da coroa requer a percepção intuitiva do terceiro olho para abri-lo, o desenvolvimento do Prana para expandi-lo e o fogo da Kundalini para amadurecê-lo.

O néctar preparado, ou chakra da coroa aberto, geralmente é simbolizado como a cabeça que foi cortada, representando o estado da "não mente". Abrir o chakra da coroa requer ir além da cabeça ou mente comum, para a cabeça espiritual que é o espaço infinito. As divindades que tiveram suas cabeças cortadas são comuns nas tradições tântrica e védica, refletindo essa grande verdade da condição da não mente. Os antigos costumavam considerar as esferas redondas do Sol e da Lua como cabeças que foram cortadas. A cabeça cortada simboliza a alma liberada do Samsara da existência encarnada ou personificada atingindo a pura consciência!

A principal divindade tântrica mostrando esse estado acéfalo é a Deusa Chinnamasta. No caso dela, ela bebe o sangue que esguicha do seu pescoço com a cabeça cortada que ela segura em uma mão; na outra mão, ela segura a espada com a qual cortou a própria cabeça! Sua imagem assustadora não é o produto de alguma superstição sombria, mas indica a morte mística e a transformação que acompanha a abertura do chakra da coroa.

Em última análise, devemos oferecer a nossa cabeça, que significa nossa mente condicionada, em sacrifício à divindade interior. O homem é o Soma para os Deuses, como dizem os *Vedas.* Devemos oferecer nossa cabeça, ou chakra da coroa, como um recipiente repleto para o desfrute dos Deuses, que o beberão, transformando-nos em Deuses nesse processo. Embora possamos considerar essa metáfora um pouco gráfica demais, para aqueles que foram além da vida e da morte, ela representa com bastante clareza a intensidade de sua experiência.

Chinnamasta com sua cabeça cortada mostra a ação do terceiro olho de abrir o chakra da coroa. Ela indica a percepção intuitiva discriminadora que pode extrair o Soma de todas as nossas experiências de vida, boas e más, felizes e tristes. Por outro lado, Sundari, a grande Deusa da beleza e deleite, mostra a bebida do Soma a partir do chakra da coroa aberto, que resulta na felicidade e na beleza da percepção divina.

Isso significa que Sundari ou felicidade Divina não é possível sem Chinnamasta, a morte e autossacrifício místico. Chinnamasta indica o chakra da coroa ou cabeça aberta, bebendo o sangue de nossas experiências de vida, que ela converte em Soma. O néctar da imortalidade deve ser preparado bebendo-se o próprio sangue e consumindo todos os nossos desejos mortais. Devemos aprender a extrair o Soma da felicidade a partir do sangue do desejo.

O Yoga do chakra da coroa

O processo yogue para desenvolver o néctar do chakra da coroa é muito interessante. *Primeiro, o elixir na cabeça deve ser preparado.* No ser humano comum, o chakra da coroa é contaminado com as forças da ignorância, da escuridão e da confusão. Para prepará-lo como um elixir, nossas energias vitais devem ser purificadas e levadas para a cabeça, através dos processos de meditação, mantra e pranayama. A felicidade proveniente dos nossos impulsos emocionais inferiores deve ser extraída e erguida até a cabeça, não simplesmente o cérebro, mas até a mente da alma, onde ela pode ser dissolvida em contemplação Divina.

Para preparar o néctar interno, devemos tornar a mente um recipiente eficaz para contê-lo, de modo que o néctar possa se consolidar. Existe uma abordagem muito simples para isso: *Para o Yoga Interior, ou até mesmo para o bem-estar psicológico comum, primeiro devemos acalmar a mente.*

Nosso estado mental comum é superaquecido, superestimulado e superagitado. Reagimos rapidamente às coisas, "perdendo nossa calma" e com isso a mente perde sua natureza calma básica e cai em perturbação e sofrimento. Perdemos o néctar interior ou Soma do contentamento inerente à mente e ficamos presos nos prazeres do mundo externo para o nosso senso de bem-estar, o que deve finalmente se revelar ilusório.

Só uma mente calma já é capaz de conter o néctar da felicidade e rejuvenescimento dentro de nós. O frescor da mente é a base da paz e da imparcialidade. Uma mente internamente calma não se apega com facilidade aos fenômenos externos, à medida que já está contente e à vontade dentro de si mesma. Nada pode perturbá-la ou influenciá-la desde fora.

O que é mais importante no Yoga, *uma mente calma é necessária para lidar com o calor e a energia da Kundalini Shakti. Antes de buscarmos elevar o fogo da Kundalini, devemos primeiro esfriar a mente.* Isso requer abrir mão da raiva, da agressão e a natureza dogmática da mente egoísta, bem como do intelecto crítico que considera que já sabe tudo. Isso requer que a mente abra mão de sua ideia da realidade do mundo externo e abarque a realidade interna da Consciência.

Para manter nossa mente calma, devemos voltar nossa energia mental e prânica para dentro, refletindo o Eu Divino dentro de nós, em vez de buscar as diversões do mundo externo. Deveríamos deixar nossa atenção fluir dentro de nós e cessar de nos preocuparmos com o mundo externo e suas infindáveis flutuações.

Para acalmar a mente, devemos também diminuir sua velocidade. Para fazer isso precisamos reduzir nosso índice de atividade sensorial, afastando-nos da rápida estimulação da mídia que nossa cultura moderna promove, em direção a uma contemplação profunda do mundo da natureza e do vazio ilimitado do espaço. Devemos lembrar de manter o Fogo na barriga e a Lua ou frescor na cabeça e na mente.

Pranayama de Soma

O movimento ascendente da Kundalini está associado com a respiração e certas práticas especiais de respiração ou pranayamas. Nesses "pranayamas do fogo da Kundalini", nós visualizamos o Fogo interior ou a Kundalini ascendendo ao chakra da coroa durante a inspiração; o calor que ascende faz derreter o Soma no chakra da coroa. A seguir, o Soma desce durante a expiração, levando a sua energia refrescante ao coração e ao corpo inteiro. Essa abordagem serve para aquecer a energia na cabeça e expandir a própria consciência, em última análise, até o Vazio.

Todavia, existe um "pranayama lunar" complementar, que envolve a ascensão da Lua e a descida do Sol. Há uma corrente prânica lunar ascendente que nós podemos energizar através do processo da inspiração, que refresca e acalma a mente, o cérebro e os sentidos. Essa corrente é chamada de *Apana Chandra* no pensamento tântrico, ou a "respiração apana ou aquosa da Lua", de acordo com as obras do grande Abhinavagupta tântrico da Caxemira.[61]

Dirigimos a mente coluna acima durante a inspiração, como uma energia refrescante, fundindo-a no chakra da coroa e usando-a para aumentar o Soma. Para criar essa energia refrescante, inspira-se pela boca, com a língua mantida no céu da boca para atrair a energia ainda mais para cima.

Depois de terminada a inspiração, fazemos a luz descer a partir da cabeça na expiração, especialmente o raio do terceiro olho, para estimular o Fogo da Kundalini no chakra da raiz. Essa expiração é o *Prana Surya* ou "Prana solar" no pensamento tântrico. Para isso, colocamos a língua de volta em sua posição habitual no fundo da boca, para proteger a energia acima.

Para facilitar esse pranayama, pode-se usar os mantras naturais da respiração, repetindo mentalmente o som **So** na inspiração, que no Yoga tem uma natureza refrescante ou lunar, e o som **Ham** na expiração, que no Yoga tem uma natureza de elevação de temperatura ou solar. Como alternativa, pode-se usar o mantra lunar da Shakti, **Śrīm**, na inalação e o mantra solar da Shakti, **Hrīm**, na expiração. De todo modo, deve-se deixar a respiração aprofundar e a mente expandir naturalmente, num modo reflexivo e contemplativo.

Para facilitar ainda mais esse pranayama, podemos visualizar nossa própria atenção plena entrando na Lua da mente, com o aspecto de uma pequena gota branca (chamada bindu em sânscrito) e, por meio dessa gota, conduzir nossa atenção pela coluna acima, como a Lua subindo no céu. Ao expirar, podemos visualizar a energia do fogo do raio descendo a partir do terceiro olho, em conjunto com a expansão do Soma ou chuva a partir do chakra da coroa, de modo a não criar calor demasiado. Essa prática causa a secreção de um tipo diferente de saliva, que tem um conteúdo doce, de Soma, e promove uma nutrição ao corpo e à mente.

Nesse processo, os chakras da coroa e da raiz nutrem um ao outro. O Soma do chakra da coroa é aumentado pela energia lunar que sobe do chakra da raiz, abaixo. O fogo do chakra da raiz é aumentado pela energia ardente que desce do chakra da coroa, acima. *Esse processo está por trás de muitas práticas secretas do Yoga. Dessa maneira, a Kundalini pode ascender, mas sem causar calor excessivo. Antes que a Kundalini Shakti possa subir, ela deve ganhar o fogo que vem da cabeça. Antes que o néctar de Soma possa descer, ele deve ganhar a água dos chakras inferiores.* É por isso que os esforços de fazer subir a Kundalini Shakti sem a preparação adequada costumam fracassar ou ter efeitos colaterais.

Uma vez que esse fortalecimento dos chakras estiver completo, a Kundalini pode despertar plenamente e começar a ascensão radical de seu fogo-raio desde baixo, que energiza cada um dos chakras ao longo da coluna, culminando na plena abertura do chakra da coroa em toda a sua glória. Uma vez que o néctar é preparado na cabeça e o fogo da raiz é desperto, um movimento oposto ocorre, de um fogo ascendente e um néctar descendente. *Todavia, alguns yogues podem fazer a Kundalini subir através desse pranayama lunar por si só. Dessa maneira, a Kundalini pode subir, mas sem causar calor excessivo. A Kundalini é transportada pelo frescor da Lua ascendente.*

Eu tenho seguido essa respiração lunar em mim mesmo por alguns anos. A Lua ascende desde a raiz até o chakra da coroa e então, finalmente, desce na força solar até o coração, o que é vivido, de modo geral, como um tipo de expansão. Esse poder meditativo da mente aumenta juntamente com o senso de Puro Ser no coração. O Agni, ou fogo abaixo, também é fortalecido por essa descida solar.[62] Há um fluxo de felicidade e uma expansão do chakra da coroa também.

Mantras de Soma

Em relação à prática do mantra, existem "mantras de Soma" especiais, como o mantra Panchadashi (**Ka E Ī La Hrīṁ, Ha Sa Ka Ha La Hrīṁ, Sa Ka La Hrīṁ**), que ajudam a converter o chakra da coroa em Soma.

Talvez seja mais importante e seguro a repetição dos mantras de Soma para refrescar e acalmar a mente do que tentar fazer com que os mantras da Kundalini despertem a Kundalini. Essa abertura do chakra da coroa é a base da veneração do *Sri Vidya*, e a forma do *Sri Chakra,* que simboliza o chakra da coroa. O chakra da coroa é a sede de todos os mantras representados pelas mil sílabas de suas mil pétalas. Tais mantras do chakra da coroa são diferentes dos mantras prânicos de fogo usados para despertar a Kundalini a partir de baixo e geralmente têm uma energia refrescante e lunar.

Os mantras védicos de Soma (como aqueles que compõem o nono livro do *Rigveda*) também são importantes para estimular o chakra da coroa. Esses mantras védicos não são baseados nos bijas ou sons de sílaba única, como a maioria dos mantras tântricos, mas num padrão métrico chamado *chandas*,[63] segundo os quais os hinos védicos ou *Suktas* são compostos. O padrão complexo de som dos versos védicos ajuda a energizar as mil pétalas do chakra da coroa.

Meditação de Soma

A meditação é um outro método importante para preparar o elixir do chakra da coroa, particularmente a "meditação silenciosa" que mantém a mente num estado de calma, paz, contentamento e deleite de uma forma suave. A mente deve ser tornada calma e serena como um lago de montanha, no qual a planta do Soma ou flor mística pode crescer naturalmente. Quando a mente aprende a amar a quietude, que é a sua natureza original, então o néctar interno começa a se desenvolver por iniciativa própria. Isso requer um fluxo interno de consciência profundo e contemplativo, em que nossa consciência está livre de toda perturbação, agitação e opiniões dualistas. A contemplação do Absoluto ou do Brahman sem forma, a serena Divindade além do tempo, espaço e karma, é um bom modo de fazer isso.

Fundir a mente (chakra da coroa) no coração é um outro modo de olhar para o processo de abrir o chakra da coroa. Quando a mente se torna fundida no coração, ela naturalmente fica calma e contente. Essa mente ou cabeça repousada no coração é um outro aspecto da condição acéfala ou de não mente. O coração se torna o todo e a cabeça perde sua existência separada. O coração consome o néctar místico que alimenta sua luz de amor e sabedoria.

Tornando-se o Soma

A alma ou o ser humano é o Soma ou alimento dos Deuses. Para abrir o chakra da coroa, nós mesmos devemos nos tornar uma oferenda. Preparar esse néctar imortal não é uma coisa mecânica. O néctar é a essência ou rasa de tudo o que fazemos e somos. A menos que nossa vida se torne uma oferenda para os Deuses, o néctar permanecerá num estado bruto. O néctar não refinado irá finalmente se tornar o veneno do sofrimento, se não aprendermos o segredo de sua transmutação.

Estamos todos buscando o Soma ou o néctar místico, assim como estamos todos seguindo nossa bem-aventurança, seja como for nossa maneira de concebê-la. O Soma verdadeiro está dentro de nós, embora oculto atrás dos nossos sentidos e mente. Em última análise, nós somos o Soma e se oferecermos a nós mesmos à divindade dentro de nós, então a bem-aventurança nos permeará de todos os lados! Ofereça tudo o que você é, tudo o que você ama e deseja ser, ao Eu Divino Interior. Então o Soma irá sempre estar com você.

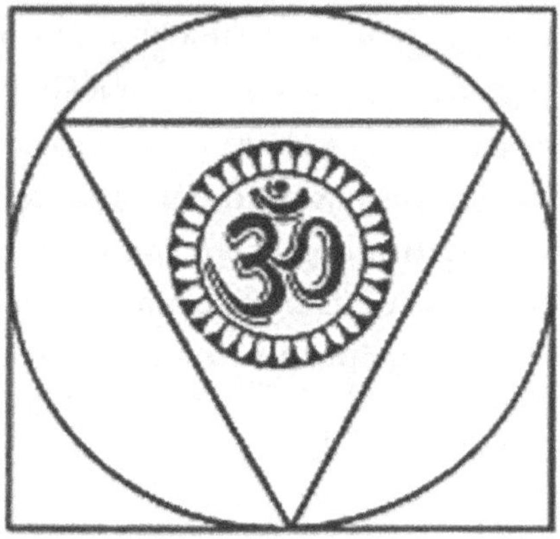

O Coração Espiritual e o Chakra da Coroa

Enquanto Divindades do Yoga, Shiva e Shakti revelam muitos segredos das energias internas da prática do Yoga. Talvez nenhum deles seja mais importante do que as conexões entre o coração espiritual e o chakra da coroa, os dois centros principais da consciência mais elevada.

Shiva, em sua forma védica de Rudra, relaciona-se com o coração espiritual, a sede da alma e do Eu mais elevado. Shakti, por outro lado, na forma védica de Soma, se relaciona com o chakra da coroa, o lótus de mil pétalas. Podemos venerar Shiva como o coração espiritual e, de maneira complementar, venerar a Shakti como o chakra da coroa. Shiva é o Chid-Jyoti, ou luz da consciência, a luz mais profunda do âmago do coração. Shakti é a ação da bem-aventurança ou Ananda, que surge a partir da abertura do chakra da coroa.

Shiva é a raiz e Shakti, as folhas, flores e fruto, sendo o coração a raiz da árvore e a cabeça, as flores. Shiva é a pura consciência do Um apenas, o Eu como Brahman no coração. Shakti é a consciência abrangente do todo, o Infinito, o "tudo é Brahman", ou *Sarvam Khalvidam Brahma*[64] na cabeça e por meio dos sentidos.

A pura luz unitária de Shiva proveniente do coração torna-se refletida no esplendor multicolorido de Shakti na cabeça. Shiva no coração provê o foco, a coesão e o âmago. Shakti na cabeça provê a expansão, a vastidão e o desconhecido ilimitado. Esse é um único processo visto de dois lados, o centro de um círculo (Shiva) e sua periferia (Shakti).

Alguns de nós podemos nos sentir confusos em relação a identificar Shakti com a cabeça, pensando que Shakti é mais uma questão de sentimentos que de pensamentos. Com relação a isso, devemos reconhecer que o chakra da coroa não é o intelecto, embora ele de fato transmita brilho e criatividade à mente. O chakra da coroa aberto é um estado de não mente, no qual a mente comum e seus constructos dualistas são desmentidos. É um Vazio que possui tremendos poderes criativos, o espectro deslumbrante da Shakti universal, como a expansão do espaço universal que contém todas as estrelas e planetas. O chakra da coroa aberto dota a pessoa de poderes superlativos de fala, mantra, poesia e visão, que podem nos tornar um vidente ou rishi. Ele nos dá inspirações e *insights* que refletem a intuição mais profunda, sabedoria, amor e bem-aventurança. O chakra da coroa aberto ou "cabeça espiritual" é nosso campo de felicidade dado pela divindade.

Da mesma maneira, o coração espiritual é diferente do coração emocional, que é uma fragmentação do nosso potencial mais profundo de sentimentos, num nível pessoal. O coração espiritual é um estado de puro sentimento e conhecimento direto que transcende as emoções dualistas comuns de amor e ódio, preferência e aversão. Ele provê a percepção intuitiva direta, a calma e o silêncio duradouros e uma capacidade de ir além de todos os nomes, formas e expressões, contudo com um senso profundo de compaixão, amor e coragem.

Rudra é o coração. Ele é rubro ou vermelho, a cor do sangue. Ele nos faz chorar, sentir dor e tristeza. Quando ele atira a sua seta, ele nunca erra o alvo. Sempre que saímos do coração espiritual e entramos no coração emocional ou reativo, o arco de Rudra se volta contra nós. Sempre que trocamos as aspirações do coração espiritual pelos desejos do coração mundano, a graça de Shiva torna-se ira. Nós caímos no reino da tristeza ou Samsara e seus redemoinhos destrutivos.

Na realidade, devemos primeiro beber a taça do coração, o sangue do sentimento, antes de podermos beber a taça de Soma, o néctar da imortalidade na cabeça. Devemos beber todas as tristezas e sofrimento da vida, fazendo reverência à ira do selvagem Rudra antes que o néctar de Soma possa chegar a nós. Quando o sangue da tristeza tiver sido totalmente bebido, então o Soma nunca cessará de fluir. Devemos passar pela experiência de Rudra, a purificação interna, a ampliação da nossa mente e coração até o Infinito e o Eterno, antes que a corrente de Shakti possa nos encher de deleite. É isso o que a veneração de Kali, que é a Shakti de Shiva enquanto Rudra, traz para nós também. Devemos vivenciar Kali no coração antes de atingirmos Sundari na cabeça.

Assim como Shiva e Shakti são um só, o mesmo ocorre com o coração espiritual e o chakra da coroa. Nós abrimos o chakra da coroa quando fundimos a mente no coração. Então a mente, como uma fênix, ressuscita do fogo do coração como a mente do Soma, o chakra da coroa e a fonte da bem-aventurança.

O nosso problema é que o coração e a cabeça costumam se mover em direções opostas, o que significa que Shiva e Shakti não se encontram; um estado que leva ao conflito e à fragmentação. Se não invertermos esse fluxo e unirmos cabeça e coração, não conseguiremos encontrar a unidade, a paz ou a felicidade, ou a união do Deus e da Deusa dentro de nós.

Fundir Shakti em Shiva é fundir a mente no coração. Não se trata meramente de fundir a mente intelectual no coração emocional, mas de fundir todos os nossos processos de pensamento, sentimento e cognição, como instinto, sensação, emoção, razão e imaginação, na luz serena do coração espiritual interior. Quando Shakti se funde plenamente com Shiva, existe a completa quietude do Uno além de toda dualidade.

Todavia, uma vez que Shakti se funde com Shiva, uma nova Shakti surge de Shiva. A mente individual que se rendeu surge como a mente cósmica do chakra da coroa. A partir de suas inumeráveis facetas, das mil janelas internas no universo, podemos discernir os segredos da criação, o nascimento de todos os mundos, a corrente interminável do karma, e a interação de todas as essências cósmicas (rasas e tanmatras) desde o infinitesimal até o infinito. Olhando para o mundo através do chakra da coroa, cada forma é um acesso ao infinito e cada evento é um portal para a eternidade. O chakra da coroa se expande de maneira interminável em todas as direções. É uma explosão ilimitada da Shakti enquanto radiância perpétua de luz em todas as dimensões possíveis.

Quando Shiva entra em Shakti – isto é, quando a consciência do coração espiritual olha através do chakra da coroa – a plena expansividade de Brahman é revelada, na qual todos os universos não passam de ondas e bolhas num infinito oceano. Não obstante, cada objeto torna-se também tão vasto e infinito quanto Brahman. O Uno está no todo e o todo está no próprio Eu que não tem limites.

Quando Shakti entra em Shiva – isto é, quando o chakra da coroa é absorvido no coração espiritual – então toda a criação se dissolve de volta nas profundezas do coração, onde não há o outro, não há objeto, tempo ou espaço, nem mesmo a possibilidade ou a concepção de qualquer coisa. Até mesmo a distinção entre Shiva e Shakti desaparece. Esse entrelaçamento de Shiva e Shakti enquanto coração espiritual e chakra da coroa é a bem-aventurança da realização do Eu.

Os Chakras e o Coração Espiritual

A maioria das abordagens do Tantra Yoga dá ênfase aos sete chakras; a mais elevada realização do Eu ocorre com a abertura do chakra da coroa, ou lótus de mil pétalas, na cabeça. Entretanto, o Yoga do Conhecimento e muitos ensinamentos antigos como os *Upanishads* e o *Bhagavad Gita* dão ênfase ao coração, de acordo com essa declaração encontrada nos Upanishads.

> *Tanto quanto o espaço se expande, também se expande o coração dentro de nós. Localizados nele estão tanto Céu como Terra, nele encontram-se Fogo e Vento (Agni e Vayu), Sol e Lua (Surya e Chandra), tanto o raio como as estrelas, tudo que está aqui e tudo o que não está aqui, tudo isso é localizado dentro do coração.*
>
> — Chandogya Upanishad VIII.3

Os *Sutras do Yoga* III.3, do mesmo modo, consideram que a origem da mente ou chitta está no coração. "Por meio da meditação no coração, vem o conhecimento de chitta."

O *hridaya* ou coração espiritual é considerado o local onde habita o Atman ou Eu mais elevado. O foco dos ensinamentos de Ramana Maharshi, talvez o maior sábio iluminado da Índia moderna, é trazer a nossa atenção de volta no coração, a partir do qual não há subida ou descida, ir e vir. Aqueles que têm mais familiaridade com a ideia dos sete chakras podem ficar confusos com isso. O chakra do coração não seria apenas um ponto intermediário do processo?

O coração espiritual (hridaya) não é a mesma coisa que o chakra do coração, que é chamado de *Anahata* em sânscrito, embora tenha uma ligação próxima com ele. O coração espiritual não é simplesmente um local na coluna ou um centro de energia no corpo sutil. Ele é o âmago da consciência, que é tanto a base do corpo causal (a sede da alma que reencarna) como o Eu Supremo além de toda manifestação. Ele contém todos os chakras e, no entanto, está além deles.

Para compreender o movimento do Yoga num nível mais profundo, é importante entender o seguinte princípio: *Todos os chakras se abrem para serem absorvidos de volta no chakra da coroa, o qual, por sua vez, é absorvido pelo coração espiritual.* O Yoga Interior é um processo único de expansão da consciência acontecendo em diferentes ritmos e dimensões. *Os diferentes chakras, começando com o chakra da raiz, são aspectos do chakra da coroa que, por sua vez, está contido no coração espiritual.*

Podemos identificar o coração espiritual com o próprio Sushumna ou nadi espinhal. Ascender o Sushumna é também um processo de abrir o coração espiritual. A Kundalini Shakti não é apenas um movimento que sobe pelo Sushumna, mas uma expansão da consciência no próprio Sushumna, uma expansão do coração espiritual. O Sushumna em si mesmo é vivido como espaço ou o Vazio. Não é necessário, na verdade, sair do Sushumna para os diferentes chakras, mas pode-se permanecer nele, indo diretamente ao chakra da coroa e o coração espiritual.

O chakra da coroa contém os outros seis chakras dentro de si. A ascensão vertical e a abertura dos chakras também podem ser vistas num plano horizontal, como diferentes estágios da abertura do próprio chakra da coroa. Do mesmo modo, o coração espiritual é a essência do chakra da coroa, seu núcleo mais profundo, de onde o chakra da coroa é a expansão externa.

Todas as divindades, todos os mundos e todas as criaturas existem no coração espiritual, onde o próprio Eu verdadeiro habita como a raiz da mente, prana e fala. No coração está a essência última de Soma, ou o néctar místico, e de Agni, o fogo sagrado, bem como o Sol interno e a Lua interna. Shiva e Shakti são os dois lados do coração espiritual, como sua paz imutável (Shiva) e sua infinita expansão (Shakti).

Para compreender essas variações sutis, lembre-se de que a prática do Yoga Interior lida com energias sem forma e estados de consciência, e não com objetos fixos no mundo físico que possam ser definidos de maneira precisa em termos de tempo-espaço. O Yoga requer que compreendamos a lógica do infinito e do universal, que é um movimento de integração interna, não uma criação de distinções externas rígidas.

Sempre se está no coração espiritual, que é a raiz de todos os estados de consciência. Qualquer subida ou descida da consciência deve ocorrer dentro dele. Contudo há determinadas dinâmicas energéticas envolvidas nos processos yogues, que muitos praticantes irão viver de maneira diferente. Elas podem ser vividas em termos subjetivos, de um modo vívido, como uma ascensão ou descenso, um movimento interno, uma expansão ou uma centralização, com ritmos e fluxos em alternância.

O movimento ascendente do fogo da Kundalini pela coluna é complementado por um fluxo descendente de néctar, amrit, Soma ou graça, ao passo que uma expansão ocorre no nível do coração como o desenvolvimento de uma força solar. Os diferentes modos como essas forças se movem é um fator importante para práticas de Yoga específicas, mesmo que, em ultima análise, como parte do mesmo processo de realização do Eu, elas se dissolvam na Unidade e os detalhes sejam esquecidos.

O desenvolvimento da Kundalini é apenas um ponto de vista, embora muito importante, sobre o modo como a energia da consciência se desenvolve. Podemos olhar para esse processo de outra maneira, como a expansão da Palavra Divina **OM**, como um apuramento do poder de concentração da mente focada num só ponto, como a fricção da investigação do Eu, ou a paixão da devoção. Não se deve colocar muita ênfase em nenhum nome, mas ser capaz de reconhecer os fatores subjacentes, que devem estar presentes em todas as realizações yogues como um profundo samadhi ou absorção interior.

Assim como o coração espiritual é a sede do Eu Divino, a suprema Divindade, os chakras são os centros de diversas divindades que governam os elementos, os sentidos, as qualidades e as energias dos chakras. Ao entrar nos chakras, a energia da Shakti toma a forma de várias Deusas, que podem parecer felizes ou assustadoras, dependendo da condição interior do praticante. Todavia, se nos rendermos para a Deusa, ela também nos devolverá ao coração espiritual, abrindo todos os outros chakras no caminho como um desabrochar de sua abundância.

A sílaba seminal **Hrīm**, o *Devi Pranava* ou "sílaba seminal da Deusa", é também o mantra do hridaya ou coração espiritual. Por meio dele podemos entrar no pequeno espaço ou caverna dentro do coração, no qual todo o universo está contido. De maneira alternativa, podemos utilizar seus três mantras do coração para esse propósito:

Hrīm Śrīm Klīm

Hrīm é a energia do coração. **Śrīm** é a devoção do coração. **Klīm**, é o amor e os desejos do coração. Ou podemos usar o Mantra Panchadashi de quinze sílabas, que é a forma estendida de **Hrīm**, acrescentando **Hrīm**, no início como o décimo sexto fator.

Hrīm, Ka E Ī La Hrīm, Ha Sa Ka Ha La Hrīm, Sa Ka La Hrīm

Devemos consagrar nosso ser inteiro – corpo, fala, respiração, mente e coração – à Divindade interior que é a nossa identidade verdadeira. Então iremos retornar à morada suprema na qual permanece a unidade de Shiva e Shakti e de todas as dualidades. Esse é nosso estado natural de pura existência, quando abrimos mão das distrações do mundo externo.

Que você possa retornar ao seu coração interior, seu lar interior no seio da Mãe Infinita e do Pai Eterno. Que você possa descobrir seu Eu verdadeiro e manifestar sua paz universal para o benefício de todos! Que você possa sentir todos os chakras, todos os mundos e todos os seres tecidos na graça do coração e como expressões de sua própria natureza mais profunda!

Atma-Shakti, o Poder do Eu/Self Superior

O universo é um maravilhoso, espantoso e imprevisível esplendor do poder da Shakti. É um evento cataclísmico contínuo de transformações incríveis, em múltiplos níveis e muitas dimensões, desde a subatômica até a supragaláctica. Contudo, essa manifestação de poder universal é enraizada numa consciência igualmente vasta. Se não reconhecermos essa consciência universal, poderemos viver a beleza e maravilhas da natureza, mas vamos permanecer ignorantes do significado real de tudo isso!

A energia cósmica ou Shakti é uma força de consciência, beleza e deleite e não um mero poder material ou inconsciente. Entretanto, ela é uma força de consciência além da mente humana, e sua lógica transcende os padrões limitados de nossa racionalidade humana. A Shakti reflete o funcionamento de uma inteligência totalmente difusa, que não está circunscrita pelas necessidades da mente de qualquer criatura. Ela age pelo desenvolvimento do potencial universal e não meramente pelo benefício de um indivíduo ou grupo específico.

Esse poder universal é a corrente interior que nos dota de vida, amor e sabedoria. É a força constante e determinada por trás da batida do nosso coração. É a dança rítmica contínua por trás do movimento da nossa respiração. É a energia mental sutil por trás do surgimento de todos os pensamentos dentro de nós, do nascimento até a morte.

Em última análise, essa energia da existência é o próprio poder do Eu ou *Atma-Shakti.* Esse poder do Eu dá origem a todos os outros poderes. É a partir da nossa percepção do eu ou "Eu sou" que todos os nossos outros sentidos surgem e por meio dele todos podem funcionar. É da nossa percepção do eu que ganhamos energia, prana e motivação para todas as nossas ações. É a partir desse "Eu" pulsando dentro de nós que nosso coração pode bater e nossa mente, pensar. Sua força surge de maneira impetuosa e imperiosa a cada momento, subjacente a tudo o que fazemos e pensamos. Ninguém pode detê-lo sem cessar de ser.

Os *Upanishads* falam da *Devatma Shakti,* o "poder do Eu Divino", que fica oculto nas qualidades da natureza à medida que passa a se manifestar.[65] Esse é o poder supremo que devemos reconhecer para encontrar qualquer paz ou felicidade verdadeira, não a sanção de qualquer divindade externa ou líder humano.

O problema é que esquecemos o poder do Eu dentro de nós e, em vez disso, corremos atrás das forças do mundo externo, buscando reconhecimento ou apoio de fora. Nós perdemos nossa própria força e confiança interior e ficamos sob o domínio de outras pessoas. Nesse processo, ocorre uma entropia espiritual, resultando em fragmentação e sofrimento.

Todavia, se pudermos apenas voltar nossas energias para dentro, iremos descobrir esse poder universal do Eu, que é a energia verdadeira que sustenta a vida, e reconquistar a nossa verdadeira dignidade, consciência e liberdade. Para que isso ocorra, devemos recuperar nossa independência espiritual, que consiste em nos tornarmos nosso próprio centro original de consciência e percepção intuitiva, e não simplesmente um produto de nossa educação, ambiente ou influências da mídia à nossa volta.

Para recuperar nossa força interior, devemos aprender a fundir todas as nossas energias no poder do Eu internamente. Podemos fazer isso dirigindo a energia do nosso prana, sentidos, mente e emoções de volta ao poder original do coração interior, a "batida mântrica do coração espiritual" que ocorre por trás do coração físico. O coração espiritual da pura consciência está sempre batendo como "Eu sou o todo", que é a fonte da vitalidade e alegria reais em todas as criaturas.

O Eu é Shiva em seu estado de descanso e Shakti em seu estado de movimento. Quando a Shakti está desperta, o poder interior do Yoga naturalmente nos leva de volta ao Eu. Ele nos conduz até a energia por trás da forma e a consciência por trás da energia. Devemos despertar esse *Atma-Shakti* ou "poder do Eu" para integrar e internalizar todas as outras Shaktis. A Atma-Shakti é a Shakti Mãe por trás de todas as Deusas e todos os Deuses.

Todos os chakras moram no coração espiritual que, em seu nível mais elevado, é a sede do Eu, o Atman interior. Equilibre e desperte todas as energias dentro de si mesmo entrando em contato com seu Eu real além do corpo e da mente, do tempo e do espaço. Funda a sua fala, mente e prana nesse Eu, que é sua verdadeira origem no âmago do seu ser.

Considere as energias do seu corpo e mente, bem como as do mundo externo, como formas da Shakti enraizadas na Atma-Shakti, o poder do Eu/Self Superior que é o supremo Devata. Rastreie a raiz de todas as energias até sua fonte, dentro do seu próprio ser interno e consciência mais profunda. Então a sua energia irá sintonizar com a energia do universo inteiro, como a interação de Shiva e Shakti.

Nossos corpos são manifestações de inteligência e consciência, veículos de expressão e ação para a alma interna. O universo inteiro é uma exibição meditativa de maravilha e deleite, originando-se da consciência superior. Até mesmo o poder do vento reflete a presença do espírito sem forma e não é apenas uma força inconsciente. Devemos aprender a resgatar toda a energia no universo como nossa própria, em que o universo inteiro é a exuberância da nossa própria vitalidade imortal.

Essa "espiritualização da energia" é a melhor maneira de superar qualquer crise de energia e de se libertar de quaisquer necessidades externas de energia. Quando nossa vida é absorvida pela energia universal, então todas as coisas se tornam um acontecimento miraculoso sem nenhuma mudança de aspecto! Cada dia se torna um esplendor da Shakti mais elevada!

Entre em contato com seu próprio poder do Eu, não como uma autoafirmação limitada, mas como a universalidade da consciência. Recupere todos os poderes do universo que são a sua própria vitalidade, assim como o universo inteiro é a sua casa, permanecendo contente em seu Eu interior, que está conectado com tudo o que existe ou tudo que possa existir.

Apêndice Um

Ensinamentos e Tradição

Esta seção pretende examinar as ramificações intelectuais, culturais e históricas do Yoga Interior, tanto tântrico como védico, estabelecendo correlações, incluindo chaves para o aluno se conectar com tradições mais profundas e abrangentes.

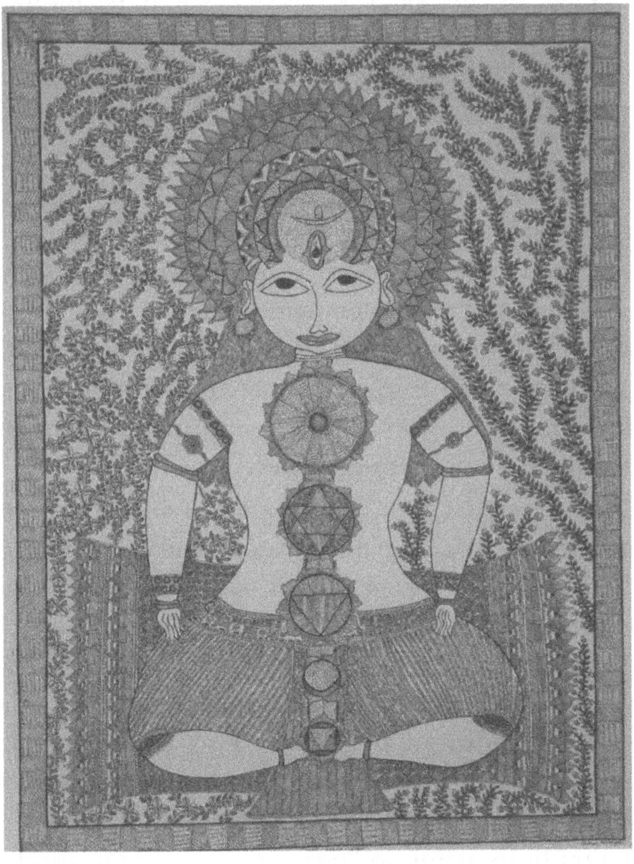

A Questão da Tradição

A tradição do Yoga reflete uma visão da humanidade radicalmente diferente da perspectiva da nossa civilização atual. No pensamento védico, do qual o Yoga clássico é parte, o verdadeiro conhecimento é inerente à Mente Cósmica ou *Mahat Tattva*, no sistema Yoga. Os indivíduos podem elevar sua consciência para acessar esse conhecimento universal, mas ela não é a invenção ou posse de nenhuma pessoa ou grupo. Um conhecimento yogue mais elevado sempre esteve presente na humanidade. Esse conhecimento espiritual era de fato mais comum nos tempos antigos e yugas (idades do mundo) anteriores, antes que a mente humana tivesse descido ao materialismo (a idade sombria de Kali Yuga).

Nossa ciência e tecnologia atual é o resultado de tendências extrovertidas ou rajásicas que não refletem nossos anseios superiores como espécie. Nossos relatos correntes de história e civilização, baseados nessa visão materialista da humanidade, são imperfeitos pelos padrões yogues. Eles deixam escapar a essência real do empenho humano, que é a busca da realização do Eu, e não simplesmente o desenvolvimento político, econômico ou tecnológico. Essa visão histórica distorcida tem alterado o modo de considerarmos o Yoga, o Tantra e os Vedas, porque costuma separá-los em campos antagônicos, de sistemas de crença em conflito.

O Yoga baseia-se numa grande tradição, que supostamente remonta às próprias origens da cultura humana, antes do início do que consideramos a história, chamada de "Dharma Eterno" ou *Sanatana Dharma* em sânscrito. A compreensão dessa tradição não é uma mera questão acadêmica, mas penetra o âmago do significado do Yoga. A tradição do Yoga desenvolveu-se e traz em si um corpo especial de conhecimento interior. Nós poderíamos comparar a tradição empírica do Yoga com a da ciência. Assim como um cientista atualmente não pode ignorar a tradição maior da ciência nem deixar de se aprofundar em sua pesquisa, um yogue verdadeiro não pode ignorar a tradição maior do Yoga nem deixar de se aprofundar muito em sua prática. Os ensinamentos que foram praticados por grandes yogues durante séculos ganham um poder e uma eficácia especiais que não podem ser criados por um simples indivíduo hoje. As tradições proveem *samskaras* ou "energias seminais" que dão sustento ao indivíduo e nos permitem realizar o que nunca conseguiríamos apenas por nossa conta.

Entretanto, poucos praticantes atuais de Yoga compreendem a tradição mais extensa do Yoga. Eles costumam considerar o Yoga segundo a visão de acadêmicos e estudiosos que estão fora da tradição do Yoga, quando não se opõem a ela. Esses pontos de vista não yogues são fontes de muitos mal-entendidos que impedem as pessoas de atingir as práticas mais profundas do Yoga Interior e as mantêm presas apenas no Yoga externo dos asanas (posturas).

A tradição também é importante no Yoga enquanto "linhagem", uma conexão viva com ascendências de gurus, o *guru-sishya parampara.* Uma linhagem de Yoga proporciona um elo humano à tradição e seus vários ramos. Tornar-se parte da tradição do Yoga não é apenas uma formalidade externa de aderir a um grupo ou outro, mas a capacidade de se conectar com grandes professores e ensinamentos no nível do coração. Grandes gurus criaram caminhos internos que podemos seguir, assim como as gerações prévias criaram estradas que podemos percorrer. Existe uma "tradição interna" que podemos acessar dentro de nós mesmos se obtivermos a receptividade correta.

O mais importante de tudo, talvez, é que uma tradição yogue verdadeira nos conecta com os Devatas, os grandes Deuses e Deusas que sustentam os ensinamentos supremos na Mente Cósmica. Existem forças divinas por trás de uma tradição autêntica, com as quais podemos nos conectar de uma maneira transformadora, como se fosse uma ligação com uma fonte de energia. Para o Devata ou o Yoga da Divindade em particular, a tradição leva consigo não apenas a conexão viva com o guru, mas também com a Divindade.

A tradição do Yoga clássico, como parte do *Sanatana Dharma,* está relacionada com todas as ciências védicas e sagradas, como Ayurveda, astrologia védica e Vastu. Nenhuma seita ou linhagem na tradição do Yoga existe separada desses ensinamentos mais amplos. Sem um reconhecimento dessa tradição védica mais ampla da qual o Yoga clássico é uma parte, os alunos podem terminar com visões estreitas, considerando o seu guru, linhagem ou enfoque como o único autêntico. É importante para os estudantes sérios estudarem a tradição mais ampla, ou a sua capacidade de aplicar as suas linhagens específicas poderá ser limitada.

É importante notar que eu examinei as questões da história antiga diretamente em diversas outras publicações, incluindo a natureza védica da antiga civilização da Índia.[66] Muita literatura nova sobre esse tema provém de diversos autores importantes.[67] É suficiente aqui dizer que a tradição do Yoga enxerga uma tradição contínua na Índia desde a linha védica às linhas purânica e tântrica. Esse é um ponto de vista já mencionado por grandes gurus modernos, como Vivekananda, Aurobindo e Yogananda. Embora nomes e formas tenham mudado, a essência da tradição, seus ensinamentos e práticas, permanece o mesmo.

O Tantra e a Não Dualidade

As concepções errôneas sobre o Tantra são comuns em relação à filosofia tântrica também. Com relação a isso, inúmeros especialistas consideram a filosofia tântrica fundamentalmente diferente das filosofias vedantas da negação do mundo (o que é chamado de *Mayavada* em sânscrito), que rejeitam o universo como sendo apenas uma ilusão, enquanto o Tantra afirma que o mundo é real. Eles opõem o Tantra às escolas vedantinas não dualistas (Advaita), como se os dois enfoques estivessem muito separados. Eles exageram diferenças secundárias e deixam escapar conexões grandes e profundas.

Certamente, existem de fato diferenças entre o Vedanta Advaita e as filosofias tântricas, mas não são maiores do que aquelas que existem entre diferentes filosofias vedantinas ou tântricas, em ou entre si próprias. O mais importante é que o próprio Tantra, em todas as suas variações, é uma escola vedantina no sentido mais amplo do termo, uma vez que sua filosofia usa uma terminologia vedantina do Eu (Atman), Deus (Ishvara) e o Absoluto (Brahman) e suas práticas são tipos semelhantes de rituais, mantras, pranayamas e meditações.

O Tantra, como o Yoga e o Vedanta, tem como objetivo mais elevado a realização da unidade subjacente de toda a existência, o Eu ou Brahman. O próprio termo Tantra se refere ao "fio que conecta", a unidade que corre em todas as coisas, que é uma unidade de Shiva e Shakti, luz e energia, consciência e bem-aventurança. Descobrir a verdade real do Tantra é trabalhar com as forças da dualidade, com o objetivo de ir além dela.

O Tantra reduz a grande multiplicidade de forças no universo aos dois poderes primordiais de Shiva e Shakti, para fundir esses dois no Brahman único. Afinal, o número mais próximo do um é o número dois. A polaridade da dualidade fundamenta-se na energia da unidade. A atração dos opostos, por meio da qual toda energia é criada, é a atração de uma unidade mais profunda para a qual elas anseiam retornar.

O Tantra tem o seu lado mundano – da mesma maneira que os ensinamentos védicos e purânicos – que se dirige às necessidades externas das pessoas em relação à saúde, à felicidade e à prosperidade. O Tantra tradicional, como o Veda, contém ensinamentos para todos os níveis de indivíduos e todas as principais metas da vida. O Tantra é como uma grande mãe que provê alimento e orientação para todos os seus filhos, mesmo aqueles que podem ser imaturos em termos espirituais.

Existem ensinamentos tântricos para conseguir parceiros de relacionamento, para o prazer sexual, para se ter bons filhos, obter riquezas ou até para derrotar inimigos. Há também rituais e mantras védicos que podem ser usados para esses propósitos mundanos. Esse Tantra mundano não coloca necessariamente Tantra e Vedas em total desacordo, como alguns especialistas gostariam de acreditar, mas de fato devemos discriminar entre os lados inferiores e superiores dos ensinamentos, sejam tântricos ou védicos.

As práticas do Tantra podem ser mal usadas ou aplicadas para propósitos egoístas, para controlar, dominar ou até prejudicar – embora isso acabe tendo efeito contrário ao desejado naqueles que o realizam, provocando-lhes dor ou confusão. Existe um Tantra escuro que utiliza divindades menores, mantras e até fantasmas para esses objetivos destrutivos. Embora esse aspecto exerça grande fascínio nas pessoas, assim como o lado sexual do Tantra, ele é apenas a sombra do Tantra espiritual mais profundo.

As filosofias tântricas são de diversos tipos e reconhecem muitos níveis de ensinamentos relativos à maturidade do discípulo. Não obstante, a maior parte das filosofias tântricas são, em última análise, não dualistas (unitárias) por natureza e afirmam a unidade da alma individual, ou Jivatman, com o Eu Supremo ou Paramatman. *E existe uma escola tântrica inerente ao próprio Advaita ou Vedanta não dualista.*

O maior de todos os gurus advaitas, Shankara, escreveu importantes obras tântricas e desempenhou práticas do Tantra Yoga. O longo poema de Shankara, *Saundarya Lahari,* "Onda de Felicidade", permanece um dos mais importantes de todos os ensinamentos tântricos. Ele domina a tradição tântrica do sul da Índia, cujo sistema global de veneração agâmica do templo é tântrica por natureza também. *Saundarya Lahari* provê as chaves para a veneração da Deusa em termos de formas, mantras e yantras, até os detalhes do mais elevado Sri Vidya, a veneração do Sri Chakra. Essa tradição continuou por todas as ordens advaitas de swamis na Índia. Todos os principais *mathas* de Shankara, ou centros monásticos, na Índia têm diversas Devis instaladas que são veneradas regularmente com mantras e rituais tântricos.

Muitos textos tradicionais tântricos, como o *Devi Bhagavata Purana,* no qual ocorre o famoso *Devi Mahatymam* (Chandi Path), ou o *Shiva Gita* do *Padma Purana*, têm filosofia advaita, seguindo uma linha semelhante a Shankara, e ensinam a unidade absoluta de Eu e Brahman. Em geral, a maioria dos textos que ressaltam a veneração da Deusa ou Devi têm uma orientação não dualista, ao passo que aqueles de Vishnu são dualistas e apenas alguns daqueles a Shiva são não dualistas.

O sistema shivaísta da Caxemira – como foi expresso nos ensinamentos do grande guru Abhinavagupta – é provavelmente o mais dominante e abrangente dos sistemas tântricos de filosofia. O seu enfoque é também advaita ou não dualista, embora com leves diferenças em relação aos ensinamentos de Shankara. O sistema shivaísta da Caxemira confere uma realidade mais positiva ao mundo, como uma expressão meditativa de pura consciência (a qual, segundo argumentam alguns, é a visão original dos *Upanishads* e do Vedanta mais antigo), mas dificilmente considera o mundo como real num sentido moderno, materialista ou científico. Com exceção de alguns poucos pontos técnicos semelhantes, seus ensinamentos e práticas são essencialmente os mesmos de Shankara, exaltando a realização do Eu e os meios semelhantes para atingi-la, por meio da investigação do Eu, mantras, yoga e meditação. Portanto, não é necessário dar tanta importância às diferenças entre esses dois sistemas não dualistas (Vedanta Advaita e Shivaísmo da Caxemira), que são ambos partes da mesma tradição mais ampla.

Muitos grandes vedantinos não dualistas modernos têm sido veneradores da Devi e usado os métodos do Tantra Yoga também. Nós vemos isso com Paramahansa Ramakrishna, que foi um devoto de Kali. Sri Aurobindo, Paramahansa Yogananda e Swami Shivananda de Rishikesh veneraram a Deusa também, bem como aceitaram a filosofia do Vedanta num nível não dualista (embora Aurobindo tenha desenvolvido seu próprio sistema separado do de Shankara). Além disso, muitas das grandes mulheres gurus da Índia moderna, como Sharada Devi, a mulher de Ramakrishna, Anandamayi Ma e Ammachi, cujos discípulos costumam venerá-las como a Deusa, ensinaram o enfoque não dualista do Vedanta.

Ramana Maharshi, o maior dos gurus advaitas modernos da Índia moderna, incluiu a veneração da Devi nos rituais de seus ashrams. A veneração do Sri Yantra é feita de maneira regular no Ramanashram ainda hoje. O próprio Ganapati Muni, o principal discípulo de Ramana, foi um grande venerador da Devi e ajudou a instituir de modo formal essas práticas no ashram. Os ensinamentos do presente livro são baseados na obra de Ganaputi Muni e seguem a sua visão da unidade do Veda, Tantra e Yoga.

A veneração da Devi foi uma parte integral do Vedanta Advaita na Índia, desde os tempos antigos até os mestres modernos. Entretanto, ela segue o *Dakshinachara*, ou "caminho da mão direita" do Tantra, que ressalta a realização do Eu como a meta. Os seguidores do "caminho da mão esquerda", ou *Vamachara*, tendem a ter uma visão dualista da realidade. Além disso, embora os tântricos possam aceitar a não dualidade num nível filosófico, as suas práticas podem ser diferentes dos enfoques ascéticos do Yoga, dando ênfase a um uso mais positivo dos sentidos, emoções e corpo, e uma maior receptividade às forças da natureza.

De qualquer modo, as diferenças entre o Tantra e o Vedanta no que diz respeito ao dualismo e não dualismo, são muito semelhantes às que existem entre o dualismo e não dualismo das diferentes tradições vedantinas, em que os seguidores da devoção ou Bhakti Yoga preferem uma visão da dualidade e os seguidores do conhecimento de Jnana Yoga preferem a não dualidade.

Shakti e os Vedas

Muitos acadêmicos e escritores tentaram dividir as duas grandes tradições da Índia, Veda e Tantra, como sendo diferentes ou contrárias. Alguns professores de yoga indianos assumiram essa perspectiva de maneira não crítica também, embora a grande maioria como Vivekananda, Aurobindo e Yogananda não a tenham aceitado. Esses acadêmicos geralmente identificam a tradição védica com os invasores arianos da Ásia Central e a tradição tântrica com dos drávidas autóctones.

Entretanto, hoje a teoria da invasão ariana está sendo seriamente questionada, tendo sido incapaz de produzir quaisquer dados arqueológicos ou genéticos comprovatórios. Nenhum desses arianos invasores nem seus artefatos nunca foram encontrados. Entrementes, o rio Sarasvati, afamado entre os vedas, que outrora fluía entre o Indo e o Ganges, foi considerado a principal pátria da civilização na Índia antiga, antes que finalmente secasse em torno de 2000 a.C. À luz dessa nova informação, devemos reexaminar as conexões entre o Veda e o Tantra também.

As tradições védica e tântrica são uma só, embora tenham diferentes orientações e nomenclatura. A tradição védica é uma forma inicial do Tantra, que em si mesmo é um desenvolvimento posterior de certas práticas védicas. Os ensinamentos tântricos abundam em rituais e mantras conectados aos Vedas. O mais notável é o Yoga Tântrico Interior que reflete as quatro divindades védicas principais de Agni, Soma, Vayu e Surya (as forças do fogo, da lua, do vento e do sol) como as forças principais da psique.

Talvez a correlação mais fácil de se ter em mente é que os *Vedas* ressaltam o *Jyotirmaya Purusha,* "o Ser ou Pessoa feita de luz", ao passo que os *Tantras* dão ênfase à *Shaktimaya Devi:* "a Deusa feita de energia". *Poderíamos chamar o Yoga Védico de "Yoga Védico de Luz" e o Tantra Yoga um "Tantra Yoga de Energia"* Os dois não apenas se relacionam em termos históricos, mas são complementares em seus mantras e práticas e têm sido comumente usados juntos.

A visão védica ressalta o princípio de Shiva, embora sob as formas abstratas de Brahman, Purusha e Atman, e na qualidade de diferentes divindades védicas (como Agni e Soma), que refletem a energia cósmica masculina e a forma de luz identificada com Shiva. Todavia, os *Vedas* também reconhecem o princípio de Shakti como *Vak,* ou o poder da Palavra Divina, que é considerado *Veda-Mata* ou "Mãe dos *Vedas.*" A Deusa permeia os *Vedas,* não tanto como uma divindade específica, mas como o próprio mantra védico! Isso inclui a métrica védica de versos como Gayatri, que são todos considerados femininos por natureza.

A visão tântrica ressalta o princípio da Shakti como a grande Deusa, mas reconhece o princípio da luz, em que Shiva é Prakasha, ou pura iluminação. Ela também tem como meta a realização de Atman e Brahman, definido ambos como a luz e a energia da consciência, Chid-Jyoti e Chit-Shakti.

Uma outra diferença entre os Yogas védico e tântrico é que as divindades védicas são basicamente poderes da natureza, como Fogo, Vento, Sol e Lua. Os seus aspectos antropomórficos são secundários e raras vezes são delineados com clareza. Agni, por exemplo, é basicamente a divindade do fogo. Embora ele seja, às vezes, apresentado como uma criança humana ou como um homem jovem, este é apenas um aspecto de suas inúmeras formas na natureza. As divindades tântricas como Shiva e Shakti, por outro lado, têm um simbolismo antropomórfico mais vivo, como o Pai e a Mãe Divinos, aos quais suas formas naturais são geralmente subordinadas. Sem dúvida, essa distinção é apenas de grau, já que os aspectos naturalista e antropomórfico existem em ambos os simbolismos, védico e tântrico.

Os *Vedas* centram-se nos quatro grandes Devatas, ou princípios de luz no universo como Agni (Fogo), Soma (Lua), Indra-Vayu (Raio) e Surya (Sol). Contudo, cada uma dessas formas de luz tem sua forma correspondente de energia, como a energia do fogo, a energia lunar, a energia solar e a energia elétrica.

O Tantra Yoga usa as mesmas forças do Sol, da Luz, do Raio e do Fogo como Deusas. Soma, a força lunar reflexiva, é a Deusa Lalita, ou Tripura

Sundari, e o chakra da coroa. Indra se relaciona com a tântrica Chinnamasta, como o poder da percepção da (luz) do raio nos olhos. Surya é o poder solar da vida e a consciência no coração, que é Bhadra Kali entre as Deusas. Agni é o fogo da Kundalini no chakra da raiz, que é Bhairavi. Vayu é a força geral de Kriya Shakti, que é Kali no sentido mais amplo.

Tanto o Tantra Yoga como o Yoga védico giram em torno do despertar desses quatro centros de luz e energia no corpo: o Fogo nos três chakras inferiores, a Lua nos três chakras superiores e o Sol no coração, com o Raio no terceiro olho. O Shiva-Shakti Tantra Yoga é uma outra forma do ritual védico Agni-Soma, num nível interno. O Tantra Yoga, que almeja equilibrar Agni e Soma, é um desenvolvimento do Yoga védico. Esse é um resumo do que já foi discutido neste livro.

Num nível prático, também não existem diferenças importantes entre Veda e Tantra. Cada um ensina diversos níveis de práticas, do mundano ao transcendente. Até mesmo o Vamachara, ou "o caminho da mão esquerda do Tantra", que costuma ser considerado não védico, tem uma contraparte em certos rituais védicos que envolvem uma utilização ritual de substâncias intoxicantes, carne ou práticas sexuais.[68] Contudo, tanto para o Tantra como para o Veda, a abordagem da mão direita Dakshinachara, que dá ênfase a valores sátvicos como os yamas e niyamas do Yoga clássico, tem sido ressaltada como a mais elevada. O que é geralmente criticado como não espiritual é o Vamachara e não o Tantra Yoga mais profundo ou interior.

Shakti e os *Vedas*

Os rishis védicos honravam a Shakti basicamente como *Vak* ou o "poder da Palavra Divina". Os mantras védicos são manifestações da Shakti da Palavra Divina, portando o poder de toda a criação e os segredos da cosmogênese. O próprio *Rig-Veda* é uma criação da Kundalini Shakti, que é o poder de Vak ou a Palavra Divina, conforme manifestada no início desse Yuga particular ou idade do mundo, não somente nos indivíduos, mas em grandes famílias de sábios ou Rishis. *O Rig-Veda é talvez a maior efusão mântrica já ocorrida da Kundalini Shakti em um nível coletivo.*

A Shakti dos hinos védicos é a mais forte de todos os hinos sânscritos e suas muitas sílabas refletem os ritmos da criação cósmica e as mil sílabas do chakra da coroa. Entretanto, as sílabas seminais como **Hrīm** e **Śrīm** são mais definidas no Tantra, embora estejam ocultas nas raízes das palavras védicas[69] e aparecem nos ensinamentos védicos e upanishádicos.[70] Os bijas tântricos são os mais fortes de todos os bijas, os sons primordiais subjacentes no universo. Poder-se-ia dizer que os *Vedas* refletem o poder métrico do sânscrito, ao passo que o Tantra reflete seus sons seminais. O sânscrito, por sinal, não é um mero dialeto humano, mas uma emulação humana dos padrões vibratórios subjacentes às próprias leis e energias do universo mais amplo. É por isso que ele tem tamanho poder de mudar nossa consciência. Nenhuma outra língua pode se comparar a esta nesse sentido.

O Tantra Yoga segue um enfoque védico conectando a criação do universo com o desenvolvimento do alfabeto sânscrito, começando com *OM*. O shivaísmo da Caxemira contém um sistema elaborado que relaciona as letras do alfabeto sânscrito com todos os princípios cósmicos, desde o Absoluto até o elemento terra. Ele considera as letras sânscritas como as Shaktis e as Mães (Matrikas) por meio das quais todas as coisas no universo são energizadas.[71]

A tradição védica mais antiga contém uma ênfase semelhante no alfabeto e letras sânscritas, embora muitos dos detalhes tenham se perdido. De acordo com os *Upanishads,*[72] as vogais têm relação com Indra como a suprema divindade, assim como acontece em relação a Shiva na tradição tântrica. No *Aitareya Aranyaka,* um texto védico ainda mais antigo, a letra *a* é considerada o Brahman,[73] e as sibilantes ou os sons *s* e *h* são relacionados ao Prana, assim como no Tantra posterior.[74] O grande sistema do shivaísmo da Caxemira, com suas divindades, mantras, pranas e tattvas que refletem o alfabeto sânscrito, é uma outra formulação do modelo védico mais antigo. De fato, *é no Mantra Tantra Yoga que encontramos a continuação do Mantra Yoga védico, que foi o principal Yoga védico.*

Shiva e os *Vedas*

Shiva, se olharmos com profundidade, é a Divindade Suprema do Rig-Veda e suas quatro formas principais de luz, de Agni (Fogo), Soma (Lua), Surya

(Sol) e Indra (Raio). Esta afirmação pode parecer incomum, se não absurda, para aqueles acostumados a pensar que *Vedas* e *Agamas* são diferentes, ou que Shiva não é uma divindade védica, porque seu nome e forma particular não estão muito presentes ali. O problema é que esses pontos de vista estão olhando com superficialidade apenas os nomes e não o significado interno.

Shiva é considerado *Agni-Somatmakam,* o que significa que ele tem a "natureza tanto de Agni como de Soma", de fogo e água e todas as outras dualidades que eles representam. Agni é a sua forma selvagem, ou de Rudra. Soma é sua forma feliz. Shiva é também Surya ou o Sol como pura luz, Prakasha. Enquanto Prana, ele é também Vayu, o Senhor do vento cósmico. Ele é Indra, como o senhor da percepção e o poder do mantra. Shiva é a divindade de fundo do Rig-Veda, da qual as outras quatro divindades principais são formas externas. Essas quatro divindades védicas principais podem ser vistas como facetas de Shiva ou seus filhos, assim como seu filho Skanda representa Agni ou Fogo.[75]

O Tantra Yoga é o Yajna Védico internalizado; uma veneração do fogo interno da Kundalini, com pranayama, mantra e meditação. A veneração de Shiva também mantém muitas formas védicas, usando o fogo védico, mantras védicos e uma comunhão com a natureza à maneira védica. Os yogues shivaístas são famosos por seus fogos sagrados, com os quais eles veneram com mantras védicos, untando seus corpos com suas cinzas. O *Rudram*, o canto mais famoso a Shiva, que é encontrado no *Yajur-Veda,* torna muito clara a identidade de Shiva com o sacrifício védico.

Veda e Tantra são parte da mesma tradição Yoga mais ampla, que continua na Índia desde os tempos mais antigos. Os nomes e formas naturalmente mudaram no decorrer do tempo, mas os princípios e práticas básicos permaneceram os mesmos. Quaisquer diferenças entre os ensinamentos védicos e tântricos estão dentro dessa mesma tradição maior. Todos os alunos sérios de Yoga podem se beneficiar com as práticas védica e tântrica e com a filosofia vedantina que é a essência de ambas.

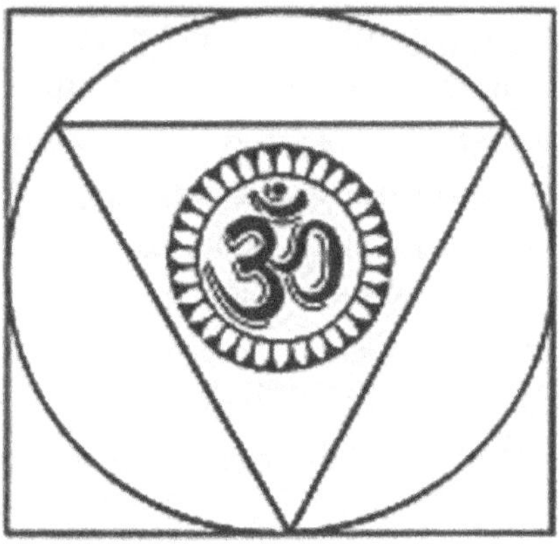

Apêndice Dois

Material de Referência

Esta seção inclui informações importantes sobre a pronúncia e o canto de mantras, bem como o material básico de referência para o livro como um todo.

1. Nota Sobre o Uso dos Mantras

Se você desejar usar quaisquer dos mantras apresentados neste livro, por favor mantenha os seguintes fatores em mente. Esses mantras devem ser feitos com cuidado, devoção, uma mente calma e um coração sereno.

1. Cante o mantra apenas com uma atitude mental sátvica ou pura, que significa uma intenção sátvica ou pacífica e uma disposição mental de calma. Isso significa que se deve cantar o mantra apenas para propósitos espirituais e não para benefício pessoal ou para prejudicar outras pessoas. Siga um estilo de vida puro ou sátvico enquanto pratica o mantra. Isso inclui uma dieta vegetariana, a abstenção de emoções negativas, passar tempo em solidão e transformar a própria vida numa forma de serviço.
2. Honre a divindade que está conectada com o mantra, seja através do reconhecimento mental, alguma forma de ritual ou uma forma representativa como uma estátua ou retrato, antes de iniciar a sua prática. Veja o mantra como uma manifestação da divindade, não como uma força inerte a ser manipulada. Além disso, medite sobre a divindade enquanto repete o mantra.
3. Procure maiores ensinamentos sobre o mantra com gurus, tradições ou textos autorizados. Busque maior fortalecimento com o mantra por meio de um guru, um local sagrado relacionado com sua divindade, ou através das forças da natureza como o fogo ou a água.
4. Tome cuidado ao usar mantras ásperos ou fortes como os de Kali ou Bhairavi. Equilibre-os com mantras suaves ou benéficos como os de Sundari ou Lakshmi. Em geral, é melhor começar com o mantra **Hrīm** para a Deusa em todas as suas formas, antes de passar para outros mantras.
5. Assegure-se de pronunciar o mantra de modo adequado. Para isso, talvez seja necessário aprender algumas das regras básicas de

pronúncia do alfabeto sânscrito, iniciando com a chave de pronúncia do sânscrito no livro.

6. Inicialmente, cante o mantra em voz alta para sentir seu padrão de som. Cante-o suavemente na respiração para conectá-lo com o Prana. Mas a grande parte do canto será mental ou na mente, enquanto se está em silêncio.
7. Cante o mantra de uma maneira regular, em uma certa hora do dia, por um certo número de vezes. Em geral, mantras de sílaba única como **Krīm** ou **Hrīm** requerem pelo menos 100.000 repetições para energizar, ao passo que mantras mais longos requerem pelo menos 10.000, feitos em uma série de sessões regulares, todos os dias, ou pelo menos uma vez por semana, por um período mínimo de um mês. Em geral, no que diz respeito à prática de mantras, mais repetições é melhor do que menos. O melhor é deixar que o mantra repita a si mesmo de maneira contínua e espontânea em sua mente subconsciente. Esse é um bom sinal de que você se conectou, de fato, ao poder do mantra.
8. Para contar os mantras, é melhor usar um *mala* ou rosário de 108 contas. Para mantras de sílaba única você pode contar 8, 16 ou 32 repetições do mantra por cada conta, para torná-lo mais fácil. Sessenta rodadas são necessárias para 100.000 repetições, a 16 por cada conta e 30 rodadas a 32 por conta. Para mantras mais longos, pode-se contar uma recitação do mantra por conta. Cantar o mantra de um modo rápido ajuda a energizar o Prana. Cantá-lo devagar ajuda a acalmar a mente.
9. Uma vez que o mantra foi energizado, você pode repeti-lo à vontade, ou seguir seu movimento à medida que ele naturalmente surge dentro de você. Você não precisa continuar a contá-lo, embora isso ainda possa ser útil.
10. Alguns usuários do Tantra, especialmente na Índia, gostam de usar mantras ásperos ou divindades para controlar ou prejudicar outras pessoas. As consequências kármicas disso são nocivas e isso aumenta as qualidades de rajas e tamas em nossa própria natureza. Portanto, deve ser totalmente evitado. Use os mantras apenas para o Yoga Interior.

2. Pronúncia Fonética dos Mantras

Ām – Ahm
Aim – Aim
Aum – aum
Dūm – duum
Ham Saḥ – ham saha
Haum – haum
Hrīm – hriim
Hsklrīṁ – Hsklriim
Hsraiṁ – Hsraim
Hsrauṁ – Hsraum
Hūm – huum
Klīm – cliim
Īm – iim
Krīm – criim
Jūm – juum
Namaḥ – namah
OM – Om
Saḥ – saha
Sauḥ – sauha
Śrīm – shriim
So'ham – so ram
Svāhā – svaahaa

Essa tabela é fonética, para um exame inicial fácil dos sons. Para maiores detalhes, veja a chave de pronúncia sânscrita.

O som **m** no final da maioria das sílabas seminais representa uma nasalização da vogal, seguida de um fechamento dos lábios, um som chamado "anusvara" em sânscrito. Devemos atrair a energia do mantra para a mente durante a prática desse som especial.

Note que a vogal **a** sem o sinal gráfico complementar, é sempre pronunciada de maneira curta, como "*a* casa". O equívoco mais comum na pronúncia do sânscrito é tornar esse som longo ou diferente. O mesmo som é usado para nomear letras em sânscrito, que é uma língua de sílabas. Por exemplo, os mantras para os elementos, **Lam, Vam, Ram, Yam** e **Ham**, use esse som de **a** curto.

3. Guia de Pronúncia do Sânscrito

Vogais

अ	a	mala (breve)
आ ा	ā	mala (longo)
इ ि	i	siri (breve)
ई ी	ī	siri (longo)
उ ु	u	urubu (breve)
ऊ ू	ū	urubu (longo)
ऋ ृ	ṛ	primo (breve, flexionando a língua para trás, como no "r" caipira paulista)
ॠ	ṝ	primo (longo, idem)
ऌ	ḷ	sul (na pronúncia sulista brasileira)
ए े	e	selo ("e" fechado)
ऐ ै	ai	pai
ओ ो	o	ovo ("o" fechado)
औ ौ	au	causa
अं	aṃ	tampa
अः	aḥ	mar (próximo à pronúncia carioca, suavizando o "r")

Consoantes

क	ka	casa
ख	kha	pink hat (inglês)
ग	ga	galo
घ	gha	big hat (inglês)
ङ	ṅa	manga
च	ca	tchau

छ	cha	french hat (inglês)
ज	ja	John (inglês)
झ	jha	strange hat (inglês)
ञ	ña	senha
ट	ṭa	[sem correspondente. "t": ao invés de tocar na base dos dentes, toca mais acima, num ponto intermediário entre o céu da boca e os dentes] iṣṭa (sânscrito)
ठ	ṭha	[idem] haṭha (sânscrito)
ड	ḍa	[idem] kuṇḍalinī (sânscrito)
ढ	ḍha	[idem] guḍha (sânscrito)
ण	ṇa	[idem] prāṇa (sânscrito)
त	ta	talo
थ	tha	great hat
द	da	dano
ध	dha	red hat
न	na	navio
प	pa	pato
फ	pha	pop hat (inglês)
ब	ba	bala
भ	bha	cab hat (inglês)
म	ma	mato
य	ya	média
र	ra	cara
ल	la	fala
व	va	vara
श	śa	faixa
ष	ṣa	[sem correspondente. "ch": ao invés de tocar na base dos dentes, toca mais acima, num ponto intermediário entre o céu da boca e os dentes] puruṣa
स	sa	sábio
ह	ha	hat (inglês)

4. Glossário de Termos Sânscritos

Advaita – não dualidade
Agni – fogo enquanto princípio cósmico, yogue e biológico
Akarshana Shakti – força de atração cósmica
Akasha – espaço enquanto realidade cósmica
Antar Yoga – Yoga Interior
Antaranga Yoga – Yoga dos membros interiores ou aspectos da prática
Atman – Eu superior ou verdadeiro
Ayurveda – medicina védica
Bahiranga Yoga – Yoga dos membros exteriores ou aspectos da prática
Bhairavi – Deusa do fogo, especialmente o fogo da Kundalini no chakra da raiz
Bhakti – devoção
Bija-mantra – mantra de sílaba seminal como **OM** ou **Hrīm**
Brahma – aspecto criativo da Divindade entre a trindade
Brahman – a Divindade ou Absoluto
Buddhi – aspecto mais elevado ou discriminador da inteligência
Chakra – canal de energia do corpo sutil
Chitta – o campo mental
Chinnamasta – literalmente "uma cabeça cortada", Deusa que governa o terceiro olho; também chamada de Vajra Yogini e Prachanda Chandi
Dakinis – Shaktis dos chakras
Deva – ser divino ou ser de luz
Devata – Princípio divino ou cósmico, divindade, Deus ou Deusa
Devi – Deusa
Dharana – concentração como um ramo da prática do Yoga
Doshas – humores biológicos do Ayurveda
Drishti Yoga – Yoga da percepção
Ganesha – Divindade do conhecimento, ensinamento e habilidade; retratado com a cabeça de um elefante
Guna – qualidade da natureza, especialmente os três gunas de Sattva, Rajas e Tamas

Hridaya – o coração espiritual e sede da alma e Eu
Indra – divindade védica que governa a percepção
Ishta Devata – divindade escolhida para a veneração
Ishvara – Senhor Cósmico ou Deus no sentido teísta
Jnana – conhecimento espiritual
Jyotish – astrologia védica como ciência da luz
Kala – tempo como realidade cósmica
Kali – Deusa Suprema como a força do tempo, espaço e karma
Kapha – humor biológico da água
Koshas – revestimentos, corpos ou campos em torno da alma
Krishna – avatar da bem-aventurança do Senhor Vishnu
Kriya Yoga – práticas yogues energéticas de pranayama, mantra e meditação
Lakshmi – Deusa da beleza, abundância e devoção
Laya – fusão, especialmente na corrente de som
Linga – símbolo de Shiva da energia cósmica ascendente
Loka – plano de experiência ou mundo
Mahat – Mente cósmica
Nada – vibração do som
Nadi – canal prânico do corpo sutil
Ojas – poder interno de resistência, imunidade e paciência
Pitta – humor biológico do fogo
Prakasha – Shiva enquanto pura luz
Prakriti – natureza enquanto poder de manifestação
Prana – força vital e energia cósmica
Purusha – Atman enquanto o ser cósmico
Rajas – guna ou qualidade de agitação ou mudança
Raja Yoga – yoga integral de corpo, mente e espírito
Rama – avatar protetor de Vishnu
Ratri – noite enquanto símbolo místico e yogue
Rudra – forma feroz ou ígnea de Shiva
Sarasvati – Deusa da sabedoria e arte
Sat – poder do ser
Sattva – guna ou qualidade de equilíbrio ou resistência
Shabda – som cósmico
Shakti – energia enquanto princípio espiritual e cósmico

Shambhavi – Deusa enquanto o poder da percepção
Shambhavi Mudra – fixação interna do olhar
Shankara – nome de Shiva e do grande professor vedantino
Shiva – pura consciência como princípio supremo: o destruidor/transformador entre os três aspectos do senhor cósmico
Soma – água ou o aspecto fluido nutriente da vida enquanto um princípio cósmico, yogue e biológico
Sundari/Tripura Sundari – forma da Deusa governando a beleza, a bem-aventurança e o chakra da coroa
Surya – Sol ou energia solar enquanto princípio cósmico
Sushumna – canal central ou coluna do corpo sutil e chakras
Tamas – guna ou qualidade de inércia e decadência
Tapas – poder da autodisciplina
Tara – Deusa do fogo interno do conhecimento
Tejas – energia espiritual do fogo
Vastu – ciência védica de influências direcionais
Vata – humor biológico do ar
Vayu – vento enquanto princípio cósmico
Vedas – escrituras mântricas dos antigos sábios
Vedanta – filosofia védica da realização do Eu
Vidyut – energia elétrica cósmica; também chamada "tadit"
Vishnu – senhor cósmico enquanto sustentador do universo
Yajna – sacrifício ou veneração, sacrifício interno como prática do Yoga
Yantra – desenhos geométricos de concentração
Yoginis – Deusas como poderes do Yoga
Yoni – símbolo da Shakti, circular e triangular na forma

5. Notas

[1] Aqui o "Antaranga Yoga" é enfatizado, o Yoga dos ramos internos do Yoga, dharana, dhyana e samadhi, ou o Yoga da mente meditativa. Atualmente o Yoga, em grande parte, é apenas o "Bahiranga Yoga", o Yoga dos ramos externos do Yoga, que se referem aos cinco ramos iniciais do Yoga, como yama, niyama, asana, pranayama e pratyahara, especialmente asana. É importante dar maior ênfase ao Yoga Interior do que ao externo, se quisermos realmente praticar com seriedade.

[2] *Isha Upanishad,* 6-7.

[3] *Yoga Sutras* II. 44.

[4] Svadhyaya em sânscrito também se refere a estudar o ramo dos Vedas, adhyaya que é na própria família do indivíduo.

[5] *Yoga Sutras* I.23, II.1, II.32, II.45.

[6] *Yoga Sutras* II.45.

[7] *Mundaka Upanishad* I.1.

[8] *Taittiriya Upanishad,* Shantipath.

[9] *Chandogya Upanishad* III.19,1, por exemplo.

[10] *Isha Upanishad* 16.

[11] Observe o *Bhagavad Gita IV.24,* para Brahmagni.

[12] Conforme articulado no *Mahabharata, Ramayana, Puranas* e *Tantras.*

[13] Todas as questões filosóficas e teológicas do teísmo são examinadas nas filosofias védicas do Vedanta, Nyaya, Vaisheshika e Yoga, embora o Budismo e algumas seitas hindus não reconheçam nenhum Ishvara ou Deus que tenha criado o universo. Talvez o livro mais importante sobre teologia védica seja o *Brahma Sutras*, o principal texto do Vedanta.

[14] Ele (Ishvara) é o guru até mesmo dos antigos gurus, à medida que não é limitado pelo tempo. *Yoga Sutras* I.26.

[15] *Yoga Sutras* I.2, para Yoga enquanto o nirodha ou acalmar da mente ou chitta.

[16] *Bhagavad Gita, V.24,* para a obtenção de Brahman Nirvana.

[17] *Kena Upanishad* I.2.

[18] Atenção para o livro do autor *Ayurveda and the Mind: the Healing of Consciousness*, para um exame extensivo da psicologia ayurvédica.

[19] O linga ou corpo sutil, sukshma sharira, nos ensinamentos do Samkhya e do Yoga, é composto de buddhi (inteligência), ego, mente, cinco órgãos dos sentidos, cinco órgãos motores e cinco elementos sutis.

[20] Alguns intelectuais modernos chegaram a ponto de reduzir os Deuses e Deusas Hindus a símbolos sexuais. Eles propõem que uma figura como Ganesha, com sua cabeça cortada pelo seu próprio pai Shiva, não era nada mais que uma manifestação do complexo de Édipo, deixando escapar completamente suas implicações yogues mais profundas. É evidente que esses estudos psicológicos foram feitos em relação ao Cristianismo e ao Judaísmo também. Freud tentou reduzir a história de Moisés ao complexo de Édipo, dando início a essa tendência. Tamanho reducionismo sexual nos torna incapazes de compreender a polaridade mais abrangente de forças das quais a sexualidade é apenas uma manifestação. Ela tenta transformar todas as dualidades espirituais e naturalistas em um tipo de obsessão sexual, embora a obsessão provavelmente reside mais na mente daqueles que a propõem que nos textos antigos onde eles as veem.

[21] Prakasha Matra em sânscrito.

[22] Os *Vedas* contém muitas referências ao culto de pilares como stambha, skambha e dharuna. Até mesmo o termo Dharma originalmente se relaciona com um pilar como aquilo que sustenta todas as coisas, derivando da raiz "dri" que significa "sustentar".

[23] Chit-Shakti forma uma unidade com Shiva, Purusha ou Atman, não é um princípio separado. Maya é inerente ao Atman, mas representa uma visão que se move para fora, em divisão e multiplicidade. Prakriti surge de Maya, mas contém o reflexo do Atman como a Alma na Natureza. Prakriti é principalmente uma força de sujeição por meio de suas qualidades ou gunas de Sattva (harmonia), Rajas (agitação) e Tamas (inércia). Maya é uma força de ilusão por meio do seu poder mágico criativo. Chit-Shakti, o poder da consciência, está além dos gunas e ignorância e ilusão. Quando voltamos a esse núcleo Chit-Shakti, todas as coisas ficam resolvidas na luz unitária da experiência e da bem-aventurança.

[24] Ganapati Muni discute essa força de raio relativa às Deusas Indrani, Chinnamasta e Renuka, que estão todas relacionadas a ela. Essas obras são encontradas no Volume Dois do *Collected Works of Vasishtha Kavyakantha Ganapati Muni,* incluindo Indrani Sapasati, Prachandachandi Trishati, Renuka Shatkam e Renuka Saptakam.

[25] Podemos usar certos mantras para honrar os gunas: **OM sam sattvaguṇāya namaḥ! OM ram rajoguṇāya namaḥ! Om tam tamoguṇāya namaḥ!**

[26] Nós também podemos utilizar os mantras para essas Deusas. **OM Aim Mahāsarasvatyai namaḥ! Om Srīm Mahālakṣmyai namaḥ! OM Krīm Mahākālyai namaḥ!**

[27] Assim como no Mahavidya Sutram do Volume V do *Collected Works of Vasishtha Kavyakantha Ganapati Muni.*

[28] Outra maneira de trabalhar com os sentidos é o mantra e a meditação em suas divindades dominantes. Essas são védicas em sua natureza, com as direções do espaço para os ouvidos, o Sol para os olhos, o Fogo para a fala, a Lua para a mente e o Vento ou Vayu para o Prana.

[29] Para maiores informações sobre os cinco pranas, consulte *Yoga and Ayurveda*, do autor, Capítulo 9.

[30] *Yoga Sutras.* I.2.

[31] *Yoga Sutras.* IV.34. svarupapratista va chiti Shakti.

[32] O autor se referiu a essa abordagem em *Yoga for Your Type.*

[33] Por exemplo, o pranayama Bhastrika tem sua energia de aquecimento característica na mente e nos sentidos. Ele costuma ser usado para estimular a kundalini. Shitali tem uma energia de resfriamento característica.

[34] Ler os *Upanishads* para esse ensinamento, *Brihadaranyaka Upanishad* I.4.2.

[35] Estes são chamados de *rasa, virya, vipaka* e *prabhava* em sânscrito.

[36] O livro *Yoga of Herbs,* do autor e do dr. Vasant Lad, explica o poder energético das ervas e como combiná-las, que é a arte do yoga herbóreo.

[37] Ver *Tantric Yoga and the Wisdom Goddesses: Spiritual Secrets of Ayurveda:* Ojas, pp. 215-19, do autor.

[38] Ver *Tantric Yoga and the Wisdom Goddesses* para uma discussão de Prana, Tejas e Ojas.

[39] Esse pequeno espaço é chamado de *dahara akasha* em sânscrito, como no *Chandogya Upanishad,* Capítulo VIII.

[40] O que é chamado de *Atma-vichara* em sânscrito, tal como nos ensinamentos de Ramana Maharashi.

[41] A prática do Yoga surgiu como a contraparte interna do sacrifício védico. Ler o quarto capítulo do *Bhagavad Gita* para uma descrição das práticas yogues como sacrifícios internos.

[42] *Mundaka Upanishad* II.4.

[43] *Durga Sukta* do *Mahanarayana Upanishad, Taittiriya Aranyaka* IV.10.2.

[44] *Sri Sukta. Rig-Veda Parisisthani* ou Apêndice.

[45] *O satyakama* dos *Upanishads, Chandogya Upanishad* VIII.31.

[46] Isso é chamado de *Tarpaka Kapha* na medicina ayurvédica, uma das cinco formas de Kapha governando a lubrificação do cérebro e do sistema nervoso.

[47] Ganapati Muni tinha essa opinião e disse que a Kundalini era o poder de Jivatman.

[48] Bhairavi é também uma das Dez Grandes Deusas ou Dasha Mahavidya. Leia a esse respeito a obra do autor *Tantric Yoga and the Wisdom Goddesses.*

[49] *Svetasvatara Upanishad* II.1.

[50] Esses são os quatro estados da fala no pensamento yogue e tântrico: *Vaikhari, Madhyama, Pashyanti* e *Para.*

[51] Ver o livro do autor, *Yoga and the Sacred Fire,* para maiores informações sobre esse tópico de alma e fogo.

[52] Os pranayamas Bhastrika e Kapalabhati são especialmente fortes para esse propósito, mas requerem muita cautela em seu uso.

[53] O dragão ou *Ahi-vrtra* simboliza as forças do ego ou a kundalini não desperta, que nos mantém presos no reino da ignorância e do sofrimento.

[54] No mantra tântrico Purusha ou pessoa do som, o som I corresponde ao olho direito e o som **Ī** (i longo) ao olho esquerdo. Ver Capítulo 17 de *Yoga and Ayurveda* sobre o Mantra Purusha.

[55] Particularmente o famoso canto *Rudram* do *Krishna Yajur Veda.*

[56] So'ham ou Hamsa funcionam bem como mantras com plena respiração nasal, como a respiração Ujjayi. Eles também podem ser usados com a vigorosa respiração plena das narinas como com Bhastrika e Kapalabhati.

[57] Eles são chamados de antahstha ou sons intermediários em sânscrito.

[58] No Mantra Purusha ou ser cósmico do som, as semivogais e sibilantes correspondem aos tecidos e energias do corpo. Assim o seu uso energiza a vida na forma de representação da divindade. **Yam** se relaciona ao plasma, **Ram** ao sangue, **Lam** ao músculo, **Vam** à gordura, **Śam** aos ossos, **Ṣam** aos nervos, **Sam** ao tecido reprodutor, **Ham** ao Prana e **Kṣam** à mente.

[59] O Mantra Gayatri pode ser usado nesse sentido também.

[60] Um mantra mais longo de Shiva, para Shiva como o Senhor dos Yogues é: **Om Haum Jūm Saḥ Shivaya Yogeśvarāya Namaḥ!**

[61] *Tantra Sara VI* de Abhinavagupta. A seção Masodaya, por exemplo.

[62] Esse processo também é simbolizado de modo astrológico. A metade do zodíaco desde 0 Aquário até 0 Leão ou os signos de Aquário a Câncer, indicam a ascensão

lunar. A metade do zodíaco de 0 Leão a 0 Aquário ou os signos de Leão a Capricórnio, indicam a descida solar. Essas marcam as duas metades do ano.

[63] Essas métricas são chamadas de Gayatri, trishtubh, jagati e outros, que são modulados em relação ao rishi que compõe o hino védico e a divindade ou Devata a qual ele é dirigido.

[64] *Chadogya Upanishad,* III.14.1.

[65] *Svetesvatara Upanishad,* Devatma Shakti.

[66] *Gods, Sages and Kings* (Lotus Press), *In Search of the Cradle of Civilization* (Quest Books), *Hidden Horizons: Unearthing 10.000 Years of Indian Culture* (Swaminarayan Publications, BAPS).

[67] Por exemplo, N.S. Rajaram, Subhash Kak, Michel Danino, B.B. Lal, Shivayi Singh, Kalyanaraman e Vishal Agarwal.

[68] Essas práticas são encontradas principalmente no *Atharva Veda.* Não é tanto uma questão de estes estarem fora da tradição védica, como de serem não sátvicos por natureza e assim, às vezes, rejeitados como não espirituais.

[69] Por exemplo, a sílaba **Krīm** para ação ou Kriya está oculta na raiz védica "kri", que significa fazer.

[70] O mantra **Īm** é a interjeição mântrica mais comum no *Rig-Veda,* sendo substituído por **OM** no *Yajur-Veda,* como explicado por Brahmarshi Daivarata em seu *Vak Sudha.* O *Sama-Veda* tem vários sons curtos ou bijas que ele interpõe em suas tonalidades. Os *Upanishads* explicam **OM** com grandes detalhes, mas usam muitas outras sílabas seminais e formas curtas de palavras para seu ensinamento.

[71] Um bom texto a esse respeito é o *Paratrisika Vivarana* de Abhinavagupta, para o qual existe uma boa tradução moderna e comentários de Jaideva Singh, que escreveu muitos outros livros igualmente importantes sobre o Shaivismo da Caxemira e o Tantra.

[72] *Chandogya Upanishad* II.22.3.

[73] *Aitareya Aranyaka* II.3.8.20.

[74] *Aitareya Aranyaka* III.2.1.7. Prana ushmarupam. Também II.2.4.12.

[75] Os escritos de Ganapati Muni contêm diversas referências à unidade de Indra e Shiva, particularmente o seu *Indreshvarabheda Sutra.* Infelizmente, pouco desse material foi traduzido do sânscrito.

6. Bibliografia

Abhinavagupta. PARATRISIKA VIVARANA (tradução de Jaidev Singh). Delhi, Índia: Motilal Banarsidass, 1988.

Abhinavagupta. TANTRASARA (apenas em sânscrito). Delhi, Índia: Bani Prakashan, 1983.

Avalon, Arthur/ Sir John Woodroofe. THE SERPENT POWER. Mineola, NY: Dover Books, 1974.

AKASHA BHAIRAVA TANTRA (sânscrito e hindi). Nanak Chand Sharma, editor. Delhi, Índia: Motilal Banarsidass, 1980.

Ashley-Farrand, Thomas. SHAKTI MANTRAS: TAPPING INTO THE GREAT GODDESS ENERGY WITHIN. New York City: Ballantine Books, 2003.

Chopra, Shambhavi. YOGINI: UNFOLDING THE GODDESS WITHIN. Delhi, Índia: Wisdom Tree Books, 2006.

Daivarata, Brahmarshi. VAK SUDHA (apenas em sânscrito).

DEVI BHAGAVATAM (apenas em sânscrito). Varanasi, Índia: Chawkhamba, 1989.

DEVI GITA (trad. por Swami Satyananda Sarasvati). Napa, Califórnia: Devi Mandir, 2000.

Dikshit, Rajesh. THE DASA MAHAVIDYA (hindi e sânscrito). Agra, Índia: Deepa Publications, 2003.

Frawley, David. TANTRIC YOGA AND THE WISDOM GODDESSES. Twin Lakes, Wis.: Lotus Press, 2003.

Frawley, David. YOGA AND AYURVEDA: SELF-HEALING AND SELF-REALIZATION. Twin Lakes, Wis.: Lotus Press, 1999.

Frawley, David. YOGA AND THE SACRED FIRE: SELF-REALIZATION AND PLANETARY TRANSFORMATION. Twin Lakes, Wis.: Lotus Press, 2004.

Ganapati Muni. COLLECTED WORKS OF VASISHTHA KAVYAKANTHA GANAPATI MUNI (apenas em sânscrito), em onze volumes, editado por K. Natesan. Thiruvannamalai, Índia: Sri Ramanasramam, 2003-2007.

Johari, Haresh. TOOLS FOR TANTRA. Rochester, Vermont: Inner Traditions International, 1986.

Johnsen, Linda. DAUGHTERS OF THE GODDESS: THE WOMAN SAINTS OF INDIA. Saint Paul, Min.: Yes Publishers, 1994.

Johnsen, Linda. THE LOST GODDESS: RECLAIMING THE TRADITION OF THE MOTHER OF THE UNIVERSE, Saint Paul, Minn.: Yes Publishers, 2002.

Patañjali, YOGA SUTRAS. Varanasi, Índia: Bharatiya Vidya Prakashana, 1983, com comentários de Vachaspati Mishra e Vijnana Bhikshu.

Ramakrishna, THE GOSPEL OF RAMAKRISHNA. Chennai, Índia: Sri Ramakrishna Math, 2000.

Satguru Sivaya Subramuniyaswami. DANCING WITH SHIVA. Índia e Estados Unidos: Himalayan Academy, 1993.

Satguru Sivaya Subramuniyaswami. LOVING GANESHA. Índia e Estados Unidos: Himalayan Academy, 1993.

Shankaracharya. SAUNDARYA LAHARI (V.K. Subramanian trad.). Delhi, Índia: Motilal Banarsidass, 1986.

UPANISHADS, ONE HUNDRED AND EIGHTY EIGHT (apenas em sânscrito). Delhi, Índia: Motilal Banarsidass, 1980.

VIJNANA BHAIRAVA (comentário de Swami Lakshman Joo). Varanasi Índia: Indica Books, 2002.

YOGINI HRIDAYA TANTRA (apenas em sânscrito). Delhi, Índia: Motilal Banarsidass, 1980.